亀田流

市中肺炎診療

感染症医と呼吸器内科医の視点から

神戸市立医療センター中央市民病院感染症科

黒田浩一 著

レクチャー

中外医学社

はじめに

　質問です．読者の皆さんは，この中のいくつの質問に，根拠と自信もって回答できますか？

　発熱と咳で来院した患者全員に胸部 X 線写真は必要か？
　市中肺炎診療における胸部 CT の役割は？
　市中肺炎の経験的治療で，非定型肺炎は全例カバーすべきか？
　市中肺炎の治療におけるアジスロマイシンの役割と効果は？
　重症市中肺炎を，ピペラシリン / タゾバクタムで治療開始することは妥当か？
　市中肺炎の治療における副腎皮質ステロイドの役割は？

　内科外来や救急外来で診療をしていると，市中肺炎またはその疑いの患者さんを診療する機会は多いと思います．しかし，その診断・治療・予防について，しっかりと系統的に学んだことがある人は少ないのではないでしょうか．極論ですが，「発熱・咳・痰で来院した患者は，全員胸部レントゲン撮影して，浸潤影あったら，市中肺炎として，喀痰培養採取した後，入院ならセフトリアキソンとアジスロマイシンの併用治療，外来ならレボフロキサシンの内服を行う」という診療でも，多くの場合，問題なく患者さんは改善して元気になると思いますし，いろいろ考えた結果，同じ診療内容になることも多いと思います．そのため，common disease であるにもかかわらず，あまり勉強されることがない，モチベーションが上がりにくい疾患なのかもしれません（と，勝手に思っています）．
　私自身，医師 3 年目から 7 年目の 5 年間，愛知県の安城更生病院で呼吸器内科医として，年間 200 人以上の市中肺炎の患者さんの診療を行っていましたが，上級医の経験や自分の（浅い）経験に基づいた診療を行っており，その

はじめに

詳細を学ぶことは少なかったように思います．これは，市中肺炎の診断（疫学・病歴・身体所見・画像・微生物学的検査）・治療（抗菌薬・ステロイド）・予防について，通常の診療の流れに沿って，堅苦しい"evidence"を「わかりやすく」かつ「実践的に」解説している親切な書籍はほとんどなかったことも原因と思われます．グラム染色に詳しい本，抗菌薬治療に詳しい本，画像に詳しい本，はあるのですが，満遍なく網羅している「初学者でも」読みやすい本というのは，筆者の記憶では存在しませんでした．

また，2016年から亀田総合病院の感染症科に所属し，感染症診療にどっぷり従事するようになって，強く感じるようになったことがありました．それは呼吸器内科医は「画像」に強いが「微生物」に弱い，感染症医は「微生物」に強いが「画像」に弱いということ，どちらも得意分野のかなりマニアックな深い知識を持っているけれども，お互い得意な領域の重要なポイントを共有できていない・伝え合っていないということです．この経験を通じて，画像と微生物の両方に触れるテキストが必要なのではないかと思うようになりました．

そんな折，2017年夏に当時所属していた亀田総合病院感染症科で開催した外部向けの感染症セミナーの「市中肺炎」の講義を担当することになり，「市中肺炎」と真剣に向き合う機会を得ました．さらに幸運にも，その内容を書籍化させていただく機会を得て，本書を作成することになりました．

作成するにあたって，本書の読者の達成目標を6つ設定するとともに（表），(1) 肺炎の一般的な診療の流れに沿って説明，(2) 呼吸器内科医と感染症医の両方の視点を取り入れる，(3) 臨床現場でちょっと気になるけれど，あえて自分で調べることまでしない事柄をテーマに取り上げる，(4) 頻回の短いまとめを作って，重要な点を強調する，(5) 図表を多用する，(6) マニアックになりすぎない，の6点を心がけました．そのため，難易度は感染症フェロー・呼吸器内科後期研修了時レベルだと思いますが，医学生や初期研修医であっても，ストレスなく読み進められるような構成となっていると自負しています．本書を読み終えるころには，表の6つの目標を達成するとともに，冒頭の質問にもすべて答えられるようになっていると思います．本書の内容が，読者の皆様の明日からの診療にお役に立つことを心から願っています．

はじめに

達成目標

1. 急性の気道症状で来院した患者における「胸部X線写真の適応」を理解する
2. 市中肺炎を疑っている状況における「胸部CTの適応」を理解する
3. 「肺結核を疑う状況」を理解する
4. 市中肺炎の「重症度評価」と「入院適応」を理解する
5. 市中肺炎の「初期治療」の「選択方法」を理解する
6. 市中肺炎の「適切なフォローアップ方法」を理解する

　最後に，本書を出版するにあたって，担当してくださった桂彰吾さん，笹形佑子さんをはじめとする中外医学社の皆様には大変お世話になりました．また，筆者が初期研修医の頃から呼吸器内科疾患について熱心にご指導してくださった安城更生病院呼吸器内科の原徹先生と，市中肺炎について講義する機会を与え，本書のきっかけを作ってくださった亀田総合病院感染症科の細川直登先生，グラム染色の写真を提供してくださった鈴木大介先生，鈴木啓之先生，早野聡史先生，西原悠二先生に，深く感謝申し上げます．

　2019年4月

黒　田　浩　一

本書の関連資料のダウンロード方法

本書の記載内容に関連した資料をダウンロードできます．
なお，著者が 2019 年 6 月に行った 2 時間の online 講義の資料であり，本書のすべての内容を網羅しているわけではありません．

1. 本書のシリアルコードは以下のとおりです．

    smyqhmsuebh2dsuacvbb

2. 次のいずれかの方法で，中外医学社ホームページ内の「動画閲覧・ファイルダウンロード」ページにアクセスしてください．
    - 中外医学社ホームページ（http://www.chugaiigaku.jp/）にアクセスし，下に少しスクロールすると左側にあらわれるバナー「＞動画閲覧・ファイルダウンロード」をクリックしてアクセス．
    - 「動画閲覧・ファイルダウンロード」ページの URL（http://chugaiigaku.jp/movie_system/video/m_list.html）を直接入力してアクセス．
    - スマートフォンなどで下の QR コードを読み取ってアクセス．

3. 本書の表紙画像左横のラジオボタン（◉）を選択してください．

4. シリアルコード欄に上記のシリアルコードを入力し，「＞確定」をクリックしてください．

5. ご覧になりたいファイル名の右の「ファイルダウンロード」をクリックするとダウンロードが開始されます．

目　次

1 市中肺炎の診断　1

1　市中肺炎の定義 …………………………………………………………… 1
2　市中肺炎の疫学 …………………………………………………………… 2
　コラム　急性気管支炎に抗菌薬は不要〜だから肺炎の診断は重要〜 ……… 3
3　導入：肺炎の診断は難しい？─痰出して抗菌薬開始，の前の段階 ⋯⋯ 4
4　肺炎を示唆する症状 ……………………………………………………… 6
5　肺炎を示唆する身体所見 ………………………………………………… 7
　コラム　副雑音について ………………………………………………… 8
6　肺炎の予測モデル─胸部単純 X 線写真オーダー支援ツール ………… 11
7　胸部単純 X 線写真 ……………………………………………………… 18
　コラム　胸部単純 X 線写真の Pitfall ………………………………… 26
8　胸部 CT …………………………………………………………………… 27
9　肺結核を疑う時 ………………………………………………………… 35
　コラム　肺結核を疑った時の対応 …………………………………… 40
　コラム　空気感染隔離の解除 ………………………………………… 42
　コラム　肺結核と血痰〜肺結核における喀血の頻度〜 ………………… 43

2 市中肺炎の重症度判定と入院適応　48

1　市中肺炎の重症度判定（総論）………………………………………… 48
2　重症度判定ツール（PSI, CURB-65/CRB-65, A-DROP）………… 50
3　重症度判定ツールの有用性と使用上の注意点 ……………………… 54
4　各判定ツールの比較─結局どのツールを使用するか ………………… 59
　コラム　ICU 入室の基準 ……………………………………………… 60
5　入院適応の決定 ………………………………………………………… 62

i

目次

3 原因微生物を考える Part 1　64

1 導入─原因微生物を考える ……………………………… 64
2 疫学から考える ……………………………………………… 65
3 患者背景から考える ……………………………………… 67
　コラム インフルエンザ後の肺炎 ……………………… 69
4 重症度から考える ………………………………………… 70
5 非定型肺炎と細菌性肺炎の鑑別 ……………………… 75
　コラム 「非定型肺炎」と一括りにはできない ……… 78
6 尿中抗原検査（肺炎球菌，*Legionella pneumophila*） ……… 85
7 市中肺炎における緑膿菌性肺炎のリスク ……………… 88
　コラム 市中肺炎診療で使用する抗緑膿菌活性のある抗菌薬 …… 90

4 原因微生物を考える Part 2　96

1 微生物学的検査 …………………………………………… 96
2 喀痰グラム染色の有用性 ………………………………… 97
3 喀痰のグラム染色─質の評価 ………………………… 100
4 グラム染色で推定できる細菌 ………………………… 102
5 血液培養─いつ採取するか …………………………… 115

5 抗菌薬治療　121

1 総論─経験的治療と標的治療 ………………………… 121
2 原因微生物がはっきりしない場合の経験的治療 ……… 126
3 肺炎球菌が疑われる場合の経験的治療と同定後の標的治療 …… 134
4 インフルエンザ桿菌が疑われる場合の経験的治療と同定後の
　標的治療 ………………………………………………… 135

ii

目次

5 *Moraxella catarrhalis* が疑われる場合の経験的治療と
同定後の標的治療 ……………………………………………… 137
6 腸内細菌科細菌が疑われる場合の経験的治療と同定後の
標的治療 …………………………………………………………… 138
7 緑膿菌が疑われる場合の経験的治療と同定後の標的治療 ………… 140
8 黄色ブドウ球菌が疑われる場合の経験的治療と同定後の
標的治療 …………………………………………………………… 141
9 重症肺炎におけるβラクタム系抗菌薬とマクロライド系
抗菌薬の併用 ……………………………………………………… 142
10 市中肺炎における副腎皮質ステロイドの役割 ………………… 145
コラム 肺炎随伴性胸水と膿胸 ………………………………… 148
コラム フルオロキノロン系抗菌薬の使用上の注意 ………… 152
コラム いつ嫌気性菌をカバーするか〜誤嚥性肺炎〜 ……… 155

6 治療効果判定と治療期間 163

1 市中肺炎の治療効果判定 ………………………………………… 163
2 治療期間 …………………………………………………………… 168
3 経験的治療で改善しない場合の鑑別 …………………………… 175

7 市中肺炎の予防─ワクチン接種 185

1 肺炎球菌ワクチン ………………………………………………… 185
2 インフルエンザワクチン ………………………………………… 199
コラム 免疫チェックポイント阻害薬使用中のインフルエンザワクチン
………………………………………………………………… 202

索引 ……………………… 207

Chapter 1

市中肺炎の診断

1 ▶ 市中肺炎の定義

まず定義を確認します．発症場所や病態の観点から，肺炎は以下の4つに分類されます．

- ✓ 市中肺炎（community-acquired pneumonia: CAP）
- ✓ 医療・介護関連肺炎（nursing and healthcare-associated pneumonia: NHCAP）
- ✓ 院内肺炎（hospital-acquired pneumonia: HAP）
- ✓ 人工呼吸器関連肺炎（ventilator-associated pneumonia: VAP）

このうち2番目のNHCAPは日本独自の概念です．もともと米国の院内肺炎診療ガイドライン[1] で，CAPとHAPの他に，その中間的存在である医療ケア関連肺炎（healthcare-associated pneumonia: HCAP）という概念が提唱され，日本でも，日本の疫学と社会的実情に合ったHCAPのガイドラインが作成されました[2]．その際，日本と米国の疫学と医療環境の違いから，HCAPではなく，NHCAPという名称が用いられました．

しかし，米国では，2016年の院内肺炎・人工呼吸器関連肺炎のガイドライン[3] で，この分類は臨床的にあまり有用ではないことから，HCAPという概念は廃止されました．日本でも，NHCAPという単語は残しつつ，事実上，肺炎診療の全体的な流れからは削除されました[4]．また，感染症診療を行っていて，HCAPという概念を使用することはほとんどありません．

- ✓ 肺炎は，CAP・HAP・VAPの3つに分類して考えればよい

JCOPY 498-13042

1

Chapter 1 ● 市中肺炎の診断

　このテキストでは，「市中肺炎」を，院内肺炎（入院後48時間以上経過して発症した肺炎）・人工呼吸器関連肺炎ではない肺炎すべてを指すものとします．

まとめ

- 肺炎は，市中肺炎，医療・介護関連肺炎，院内肺炎，人工呼吸器関連肺炎に分類されていたが，現在では医療・介護関連肺炎という概念はあまり用いられない
- 市中肺炎は，院内肺炎・人工呼吸器関連肺炎以外の肺炎を指す

2 ▶ 市中肺炎の疫学

症例 ▶
68歳男性
主訴: 発熱・咳

　内科外来や救急外来で働いていると，このような症状を訴える患者さんはたくさん来院します．海外での報告ですが，一般外来（内科外来・家庭医・救急外来）に，咳を主訴で来院する患者さんの約5%が肺炎と診断されます[5,6]．

✓ 咳を主訴に来院する外来患者の約5%が肺炎と診断される

　日本全体の市中肺炎の発症数は，疫学調査から推定値が発表されています．15歳以上で市中発症の肺炎（市中肺炎と医療ケア関連肺炎を合わせた肺炎）に罹患する人は，年間188万人，そのうち約7割が入院すると推定されています[7]．

　日本における市中肺炎全体の死亡率は約6.3%と報告されています[4]．海外の重症度別に予後を評価した研究では，軽症で1%未満，重症だと30〜40%程度でした[8,9]．重症度によってかなり死亡率の幅が大きい疾患であることがわかります．

2 ● 市中肺炎の疫学

まとめ

- 咳で外来受診する患者さんの5%が肺炎
- 市中肺炎は common disease
- 市中肺炎全体の死亡率は約6.3%だが，重症度によって1%未満から30%と幅が大きい

COLUMN

急性気管支炎に抗菌薬は不要〜だから肺炎の診断は重要〜

急性気管支炎の原因は，**ウイルスが90%以上**（そのほか，*Mycoplasma pneumoniae* や *Chlamydia pneumoniae*，百日咳菌など）を占めるため，抗菌薬は不要です．しかし実際には，抗菌薬がたくさん処方されている現状があります[10, 11]．

「でも，肺炎の予防になるかもしれないし，害も少ないから，抗菌薬は安全のために投与してもよいのでは？」と感じる読者もいらっしゃるかもしれません．

先に結論を述べると，「**抗菌薬投与による肺炎予防効果などの benefit はほぼ認められず，副作用と薬剤耐性菌増加の risk があるため，急性気管支炎に対して抗菌薬を使用しない**」ことを強くお勧めします．多くの研究で，急性気管支炎に抗菌薬は効果がないこと（むしろ害があること）が示されており，そのうちのいくつかの興味深い研究をご紹介します．

急性気管支炎の患者さんに対して，アジスロマイシン（内服）とビタミンC（placebo の代わりに使用）を比較した試験では，両群同等の効果を認め，7日以内に約90%の人が日常生活に復帰しました（この研究の対象となった220名の患者さんのうち，その後，肺炎と診断された人は1名のみでした）．急性気管支炎に対して，アジスロマイシンはビタミン剤くらいの効果しかない，つまり効果がないということが示されました[12]．

JCOPY 498-13042

Chapter 1 ● 市中肺炎の診断

✓ **急性気管支炎に対して，アジスロマイシンはビタミンCと同等の効果しかない**

　別の報告では，市中肺炎の最大の原因微生物である肺炎球菌に効果が期待できるアモキシシリンが採用されました（特に日本で，アジスロマイシンは，薬剤耐性化のため，肺炎球菌に効果が期待できません）が，placebo群と同等の効果しか認めませんでした．一方，吐き気・下痢・皮疹などの副作用は増加しました[13]．

✓ **急性気管支炎に対して，アモキシシリンは効果がない**

　Cochraneのシステマティックレビューでも，急性気管支炎に対する抗菌薬は，placeboと同等の効果しかなく，副作用は有意に増加することが示されました[14]．

　一方，市中肺炎は抗菌薬で治療する必要があります．当たり前のことなのですが，抗菌薬の必要性の判断のために肺炎と気管支炎をきちんと区別すること，「肺炎」と診断することは，治療を決定する上で，とても重要です．

まとめ
- 抗菌薬は，急性気管支炎に不要，肺炎に必要
- なので，肺炎と急性気管支炎の鑑別は重要

3 ▶ 導入: 肺炎の診断は難しい？
―痰出して抗菌薬開始，の前の段階

　この章では，「喀痰のグラム染色・培養検査提出してから抗菌薬開始」の前段階について考えていきます．微生物学的検査を除くと，肺炎の診断には，

1. 病歴
2. 身体所見

3. 画像検査（胸部単純 X 線写真と胸部単純 CT）

の 3 つが重要な要素を占めます．血液検査は，ほぼ全例で行いますが，通常，肺炎の診断そのものにはあまり役には立ちません．急性の気道症状と発熱に加えて，胸部単純 X 線写真で浸潤影がある状態を，一般的に「肺炎」と診断します．

✓ 肺炎の診断には，胸部単純 X 線写真の「浸潤影」が必要（例外はある）

そのため，肺炎の診断を考えるうえで，どのような状況で，胸部単純 X 線写真を撮影するかが問題となります．

✓ いつどのタイミングで胸部単純 X 線写真を撮影するか？

当然ですが，画像検査前に，画像検査の適応を決めるためにできることは，**病歴と身体所見**ですので，それらから，胸部単純 X 線写真撮影の適応を検討します．何も考えずに，咳の患者さん全員で撮影すると，95％は無駄になりますので，その適応を考えることは重要です．

✓ 病歴と身体所見から，胸部単純 X 線写真の適応を決定する

また，多くの研究で肺炎診断の gold standard となっている胸部単純 X 線写真は，実際には感度が不十分であること，肺陰影の質的な評価を十分にすることは難しいこと，などから，時に胸部単純 CT が必要となります．

✓ 胸部単純 X 線写真で診断できない肺炎を疑う時は，胸部単純 CT が必要

肺炎を示唆する症状・身体所見と，それを踏まえた胸部画像検査（胸部単純 X 線写真と胸部単純 CT）の適応について，症例を提示しながら，考えていきましょう．

Chapter 1 ● 市中肺炎の診断

4 ▶ 肺炎を示唆する症状

症例 ▶

68歳男性

主訴：発熱・嗽

現病歴：生来健康．来院1週間前から湿性咳嗽が出現し，徐々に悪化傾向
であった．来院3日前から38.5℃の発熱があり，食欲低下傾向．飲水
はできる．痰は膿性．咽頭痛，関節痛，頭痛はない．

　急性の咳などの気道症状で来院する患者に対して，発熱・咳・痰・呼吸困
難・悪寒の有無などを確認すると思いますが，どの症状も，単独で，肺炎を診
断または除外できるものはありません．

✓ 1つの症状で，肺炎を除外または診断することはできない

　肺炎の可能性を上げる項目は，**発熱，認知症の既往，免疫抑制状態**の3つ
が報告されています．また，肺炎の可能性を下げる項目は，**鼻汁，喘息の既往**
の2つです[5]．咽頭痛も一般的な細菌性肺炎でみられることは少ないと思いま
す．ただし，マイコプラズマ肺炎などの非定型肺炎の場合，咽頭痛を呈するこ
とはありますので，その点は注意が必要です．

　後述しますが，症状から肺炎診断のための胸部X線写真の適応を検討する
より，バイタルサインなどの身体所見を重視して，画像検査の適応を決定する
ことが一般的です．

まとめ

- 症状から肺炎の有無を確定することはできない
- 肺炎の可能性を上げるもの
　　肺炎になりそうな既往歴がある場合：認知症，免疫不全
- 肺炎の可能性を下げるもの
　　咳をきたす既往歴：喘息
　　ウイルス感染症らしい症状：上気道症状（鼻汁，咽頭痛）

5 ▶ 肺炎を示唆する身体所見

先ほど提示した 68 歳の患者の身体所見を提示します．

> 身体所見： general ぐったり，38.8℃，血圧 120/66 mmHg，脈拍
> 122/分 整，呼吸数 22/分，SpO_2 92%，胸部聴診で右下肺野に吸気
> 時の crackles を聴取

このような身体所見を呈している場合，肺炎らしいな，と思う方が多いと思いますが，それはなぜでしょうか．言語化してみましょう．

肺炎の可能性を上げる身体所見は，

✓ バイタルサインの異常
✓ 胸部聴診の異常

です．バイタルサインの異常は，発熱（37.8℃以上），頻呼吸（＞20〜30/分），頻脈（100〜120/分以上），低酸素血症（SpO_2＜95%）の 4 項目が該当します．胸部聴診の異常では，呼吸音の左右差，呼吸音減弱，crackles，ヤギ音などが肺炎の可能性を上げます[5]．

crackles の聴取は，肺炎で聴取する副雑音で有名ですが，crackles の有無のみで，肺炎の除外または確定はできないと考えられています[5,6]．あくまで，聴取した場合，肺炎の可能性を上げる要素の一つであり，この所見への過剰な信頼はしないようにしましょう．crackles は，肺の硬化を生じるさまざまな呼吸器疾患（胸部単純 X 線画像で白い陰影を呈する疾患）で聴取されるため，心不全や肺線維症でも聴取されます．また，健常者でも最大呼気直後の吸気に聴取することがありますし，特に高齢の健常者では crackles を聴取する頻度が高いこと（80 歳以上の高齢の場合 50%以上で聴取します）が報告されています[15]．その患者さんの文脈を踏まえて，crackles が病的であるかどうか判断する必要があります．

Chapter 1 ● 市中肺炎の診断

まとめ

肺炎の可能性を上げる身体所見は
- バイタルサインの異常：発熱，頻呼吸，頻脈，低酸素血症
- 胸部聴診の異常：呼吸音の左右差，呼吸音減弱，crackles，ヤギ音など

COLUMN

副雑音について

肺の異常音（副雑音 adventitious sounds）は，以下の4つに分類されます．

- wheezes
- rhonchi
- fine crackles
- coarse crackles

歴史的に，いろいろな単語が使用されて，用語の標準化がされていなかったため，それを統一しようとする動きがあり，rale（ラ音）などは使用しないことになりました．International Lung Sounds Association の meeting で上記の単語を使用することが推奨され[16]，American Thoracic Society（米国胸部疾患学会）もそれにならっています[17]．

連続性の副雑音である rhonchi と wheezes は，音の高さ（周波数）で区別します（wheezes は高い音で典型的には 400 Hz 以上で，rhonchi は約 150 Hz）が，これらを区別することは，疾患の鑑別に有用であるとは考えられていません．よって，これら2つの語句の区別そのものにこだわる必要はなく，wheezes に統一してもよいと思います[18]．ちなみに，「連続性」副雑音は，「ヒューヒュー」という連続した笛のような音で，対義語は「パチパチ」という「非連続性（断続性）」副雑音（＝ crackles）です．というわけで，覚える必要がある副雑音は，

8

JCOPY 498-13042

5 ● 肺炎を示唆する身体所見

- ● wheezes
- ● fine crackles
- ● coarse crackles

の 3 つに減りました.

　crackles は，よく誤解されているのですが，基本的に「気道分泌物の間を通り抜ける気泡音」ではありません．「**先行する呼気によって虚脱した（間質の浮腫により硬くなった）末梢気道が次の吸気によって突然開通する音**」と考えられています.

　上記に述べたように，fine crackles と coarse crackles は区別するように推奨されていますが，実はそれほど鑑別に有用ではないかもしれません．fine「微細な高調音」と coarse「粗い低調音」の区別には主観が入ります．どちらに分類したらよいかわからない中間の周波数のこともあります．主要な身体所見の教科書や最近の報告を読む限り，crackles は，「**吸気時のどのタイミング**」で副雑音が聴こえるかによって分類したほうが，疾患の鑑別に有用と考えられています[18-21].

- ✓ coarse と fine の区別は，あまり有用性はない
- ✓ crackles は，吸気時のどのタイミングで聴こえるかによって分類する

　fine crackles は，late inspiratory crackles（吸気のどのタイミングから開始してもよいですが，吸気終末まで聴取される crackles）とほぼ同義です．特発性肺線維症をはじめとする間質性肺疾患（アスベスト肺，NSIP，リウマチ性肺疾患など）で聴取される吸気後半の微細で多数の crackles です．咳で影響されませんが，体位の変化によって消失することがあるとされます.

　coarse crackles は，主に慢性閉塞性肺疾患（chronic obstructive pulmonary disease: COPD），肺炎，心不全で聴取されます．COPD では，**early inspiratory crackles**（吸気前半で聴取される crackles）が聴取されることがあり，これは 1 秒率 45% 未満を示唆します[22]．肺炎では，**mid-inspiratory crackles**，心不全では，**late-inspiratory** または **pan-inspiratory crackles** が聴取されます．肺炎は，治癒過程で，crackles が微細になり，吸気後半に移動（late inspiratory crackles）することが知られています（特

JCOPY 498-13042

9

Chapter 1 ● 市中肺炎の診断

表1 吸気相での crackles のタイミング別鑑別疾患

early inspiratory	mid-inspiratory	late-inspiratory	pan-inspiratory
COPD 気管支拡張症	肺炎	特発性肺線維症 アスベスト肺 NSIP リウマチ肺 サルコイドーシス（稀）	肺水腫（心不全）

COPD：chronic obstructive pulmonary disease 慢性閉塞性肺疾患
NSIP：nonspecific interstitial pneumonia 非特異性間質性肺炎
(Bohadana A, et al. N Engl J Med. 2014; 370: 744-51[18], Sarkar M, et al. Ann Thorac Med. 2015; 10: 158-68[19])

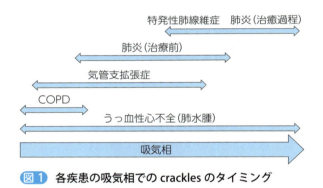

図1 各疾患の吸気相での crackles のタイミング

発性肺線維症の音に近づきます）[23]．気管支拡張症では，吸気の吸気初めから中盤にかけて crackles を聴取します．また，呼気時にも crackles を聴取するのが特徴です [24] 表1 図1．

> **まとめ**
> ・正しい単語を使用しましょう crackles と wheezes
> ・crackles は，fine と coarse に分類するより，タイミングで分類しましょう

late inspiratory crackles （＝fine crackles）: 特発性肺線維症
early inspiratory crackles: 進行した COPD
pan-inspiratory crackles: 心不全
mid-inspiratory crackles: 肺炎

6 ▶ 肺炎の予測モデル
―胸部単純 X 線写真オーダー支援ツール

　ここまでに述べてきたように，ほとんどの病気の診断と同様，市中肺炎の診断においても，病歴・身体所見の個々の項目のみで，肺炎を診断または除外することはできません．肺炎診断のためには，これらの所見を「組み合わせる」必要がありますが，それを言語化する試みが複数行われています．

　肺炎の診断は，最終的に胸部単純 X 線写真で確定するため，そのオーダー支援ツールが複数検討されています．それらのうちのいくつかを提示して，その解釈・使用方法について説明します．

　まず，肺炎の検査前確率を症状と身体所見から推定する Diehr rule とHeckerling rule を紹介します 表2 表3 .

表2 Diehr の肺炎予測ルール

症状・所見	点数	合計点	肺炎の確率
鼻汁	−2	−3	0
咽頭痛	−1	−2	0.7
寝汗	1	−1	1.6
筋肉痛	1	0	2.2
1 日中続く喀痰	1	1	8.8
呼吸数＞25/分	2	2	10.3
体温≧37.8℃	2	3 点	25.0
		3 点以上	27%

（Diehr P, et al. J Chronic Dis. 1984；37：215–25[25]）より作成）

Chapter 1 ● 市中肺炎の診断

　Diehr rule 表2 は，救急外来に咳を主訴に walk-in で来院した成人患者（全体の 2.6％が肺炎と診断された患者群：つまりかなり軽症な患者）を対象として検討されました[25]．**鼻汁，咽頭痛，寝汗，筋肉痛，1 日中続く喀痰，頻呼吸，発熱**の有無でポイントをつけていき，肺炎の検査前確率を示したものです．上記 8 項目のうち，上気道炎・ウイルス感染症を示唆する鼻汁と咽頭痛は，マイナスポイントが付与されています．合計点が高ければ高いほど，肺炎の可能性が上がります．

　Heckerling rule 表3 は，発熱または気道症状を主訴に救急外来を受診した成人患者を対象として検討されました．**発熱，頻脈，crackles**（本文では rale と記載）**，呼吸音減弱，喘息なし，**の 5 項目の該当数から，肺炎の可能性を評価します[26]．前述したように，一般的な救急外来での咳患者で肺炎と診断される確率は約 5％であり，その状況において 5 項目すべてを満たした場合，その患者が肺炎を発症している可能性は約 50％と推定されます．

　この 2 つの肺炎予想ツールからわかることは，（1）症状とバイタルサインのみでは，肺炎の検査前確率は最大 50％程度までしか上昇しないため，軽症患者において肺炎を疑った場合，肺炎診断のためには，胸部単純 X 線写真が必要であること（当然ですね），（2）肺炎らしい症状や肺炎らしいバイタルサインの異常が多ければ多いほど肺炎の可能性が高くなるため，そのような所見を探しにいくことが診断に有用である（肺炎予測ツールの有用性はある）こと

表3 Heckerling の肺炎予測ツール（市中肺炎の患者が 5% を占める集団における肺炎の可能性）

症状・所見	点数		合計点	肺炎の確率
体温＞37.8℃	1		0	＜1
脈拍＞100/分	1		1	1
crackles	1		2	3
呼吸音減弱	1		3	10
喘息なし	1		4	25
			5	50

（Heckerling PS, et al. Ann Intern Med. 1990；113：664-70[26] より作成）

です.

　一方で，もともとの患者群の有病率によって，検査後確率が大きく変動することと，これらのツールの項目を暗記して，毎回点数化することが煩雑であることから，このスコアそのものの実用性はかなり限定的で，臨床現場で使用することはありません．これらのツールを使用するよりも，**ここで取り上げられている項目が，問診・身体診察を行う際に，特に注目すべきポイントであることを認識することが重要**だと思います.

✔ 肺炎らしい症状とバイタルサインの異常（肺炎予測ツールの各項目）を探すことが重要

　肺炎の可能性を多くの項目（症状，バイタルサイン，胸部聴診所見）で判断するのは煩雑なため，**バイタルサインの異常のみ**で，肺炎の可能性と胸部単純X線写真の適応を検討した報告があります．Gennisらの報告は，救急外来を急性の気道症状で受診した成人を対象としています[27].**発熱（体温＞37.8℃），頻脈（脈拍＞100/分），頻呼吸（呼吸数＞20/分）**のうち，いずれかを満たした場合，肺炎に対する感度は97%，特異度19%でした．つまり上記3つのバイタルサインがすべて正常であれば肺炎の可能性は非常に低く，**胸部単純X線写真は不要**と解釈されます．ただし，特異度は19%と低いため（肺炎がない人でも，上記のバイタルサインの異常を呈することは多いということです），過剰な胸部単純X線写真が撮影されることになります.

　急性発症の咳嗽で来院した成人患者の肺炎の確率が，バイタルサインの異常の数によって，きれいに上昇することを示した報告があります[28].この報告の「バイタルサインの異常」は，「**体温＞38℃，脈拍＞100/分，呼吸数＞20/分，SpO_2＜95%**」の4つを採用しています．このうち，低酸素血症（SpO_2＜95%）が単一項目としては，もっとも肺炎の診断に強く関連していました．バイタルサイン異常の数と肺炎と診断される確率を提示します 図2.きれいに相関しているのがわかります.

✔ バイタルサインの異常が多ければ多いほど，肺炎の可能性が上がる

　この2つの研究から，肺炎を疑うためのバイタルサインの異常の目安は，表4 の値になりますので，これは覚えておくとよいと思います（肺炎の

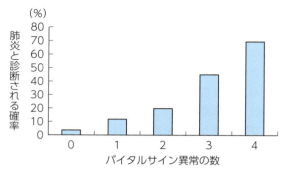

図2 バイタルサイン異常の数と肺炎の関係
(Nolt BR, et al. Am J Emerg Med. 2007; 25: 631-6[28] より作成)

表4 肺炎を疑うためのバイタルサイン異常の目安

項目	異常値
体温	>38.0℃
脈拍	>100/分
呼吸数	>20/分
SpO$_2$	<95%

患者さんをたくさん診療したことがある先生方なら，納得できる項目・数値だと思います)．

　これとほぼ同様の内容が，米国内科学会（American College of Physician：ACP）の急性気道感染症のガイドラインの「急性気管支炎」の項目に記載されています[10, 29]．急性の咳嗽で来院した基礎疾患のない非高齢者において，肺炎（細菌感染症）と急性気管支炎（ウイルス感染症）の鑑別のための胸部単純X線写真は，以下の4項目 表5 をすべて満たさない場合には，撮影しないことが推奨されています．バイタルサイン異常のcut-off値の多少の違いは気にする必要はないと思います．高齢者は，発熱などのバイタルサインの異常が出にくいことと，肺炎に罹患するリスクが若年者より高いため，より慎重な対応が求められます．

6 ● 肺炎の予測モデル

表5 急性気管支炎と急性肺炎の鑑別（胸部単純 X 線写真の適応）

検討する項目	
バイタルサインの異常	
脈拍 100/分以上	
呼吸数 24/分以上	
体温 38℃以上	
胸部聴診所見の異常	

すべてを満たさない場合は、胸部単純 X 線写真は不要な可能性が高い
（Harris AM, et al. Ann Intern Med. 2016; 164: 425–34[10]）

　いろいろ肺炎予測モデルについてお話ししてきましたが，そもそもこれらの rule は，「臨床医の判断」と比べて，どの程度優れているか，はたまた，実は劣っているのか，を比較した研究があります[30]．

　対象は，救急外来または内科外来に，急性発症の咳嗽などの気道症状で来院した成人患者です．今まで述べてきた Diehr rule，Heckerling rule，Gennis rule に加えて，Singal rule（**咳，発熱，crackles** の有無で肺炎の確率を算出[31]）の 4 つのツールと，「（問診と身体所見のみを基にした）臨床医の判断」を，肺炎診断に対する感度・特異度・正確度（accuracy: 正しく診断する確率）の点から比較したものです．肺炎診断の感度（つまり，見落とさない確率）は，「臨床医の判断」がもっとも高く，正確度は Gennis rule が高いという結果でした．ただし，「臨床医の判断」は，特異度が低いことも示されました．

　つまり，臨床医がツールを使わずに総合的に判断して胸部単純 X 線写真を撮ると，肺炎の見落としは減りますが，肺炎でない人に対する無駄な胸部単純 X 線写真が増加します．一方で，Gennis rule を適応すると，肺炎の見落としは，「臨床医の判断」より増えますが，無駄な胸部単純 X 線写真の撮影は減ります．ちなみにここまでの rule はすべて米国からの報告です．

Chapter 1 ● 市中肺炎の診断

✓ 米国からの報告では，肺炎診断の感度は，「臨床医の判断」が最も高い

✓ しかし「臨床医の判断」によって無駄な胸部単純 X 線写真撮影が増える

　これとは，まったく別の結果となった報告もあります．欧州のプライマリケア医（General Practitioner）による肺炎の診断能を評価した報告では，問診・身体所見・既往歴・薬剤歴などを用いた「臨床医の判断」は，肺炎の見落としが多い一方で（感度 29％），無駄な胸部単純 X 線写真の撮影は非常に少なかった（特異度 99％，陰性的中率 96％）という，前述の米国での研究と真逆の結果となりました[32]．

✓ 欧州からの報告では，「臨床医の判断」の肺炎診断感度は低い

✓ 一方で，「臨床医の判断」によって，無駄な胸部単純 X 線写真が減る

　米国と欧州で結果が異なるというのは，興味深いですね（日本はどちらに近いのでしょうか）．医療環境の差，問診と身体所見の正確さによって，これらの結果の差がでているのかもしれません．

　胸部単純 X 線写真は，アクセスがよくコストが低い検査であり，低侵襲でもあるので，肺炎を見落とさない感度の高い rule を採用するのが安全であると考えられます．そのため，筆者は，**臨床医の判断**と**バイタルサインの異常**を特に重視して，胸部単純 X 線写真の適応を決定するのがよいと考えます．

✓ バイタルサインが異常 → 肺炎を疑い，胸部単純 X 線写真を撮影

✓ バイタルサインが正常 → 肺炎の可能性を考えた場合は，胸部単純 X 線写真を撮影

　「臨床医の判断」というのは，かなり漠然としていますので，各ガイドラインや総説は，利便性・簡便性も考慮して，バイタルサインの異常があれば，胸部単純 X 線写真を撮影するよう推奨しています[4, 5, 10]．

　いろいろ述べてきましたが，結論はきわめてシンプルかつ当たり前のものですね．繰り返しになりますが，肺炎の可能性を検討（胸部単純 X 線写真撮影の適応）する際は，以下の項目に特に注目します 表6．

6 ● 肺炎の予測モデル

表6 急性発症の気道症状で来院した患者における胸部単純X線写真撮影の適応

項目	値
バイタルサインの異常	
体温	>38.0℃
脈拍	>100/分
呼吸数	>20/分
SpO$_2$	<95%
臨床医の印象 　病歴・身体所見から総合的に判断 　胸部聴診異常（crackles，呼吸音減弱）も考慮	

バイタルサインの異常のうち1つ以上，または，臨床医の印象として肺炎の可能性を考えた場合に撮影する

先ほど提示した68歳男性の症例は，

> 身体所見：general ぐったり，38.8℃，血圧120/66mmHg，脈拍122/分 整，呼吸数22/分，SpO$_2$ 92%，胸部聴診で右下肺野に吸気時の crackles を聴取

でした．バイタルサイン異常4つ（発熱，頻脈，頻呼吸，低酸素血症）と吸気時の crackles を認めるため，高い確率で，肺炎であることが予想され，胸部単純X線写真を撮影すべきと考えられます．

まとめ

- 肺炎予測ツールを使用するよりも，「臨床医の判断」と「予測モデルに取り入れられている症状・バイタルサイン・身体所見」を検討し，肺炎の可能性を検討する
- 特に，「バイタルサインの異常」と「臨床医の判断」を重視し，いずれかに異常を認めた場合は，胸部単純X線写真を撮影する

Chapter 1 ● 市中肺炎の診断

7 ▶ 胸部単純 X 線写真

　胸部単純 X 線写真は，病歴と身体所見から肺炎を疑った場合，最初に行う検査であり，肺炎診断において最も重要な検査のひとつです．コストが低く，アクセスのよい検査で，放射線への曝露も少ないため，多くの病院で，毎日大量にオーダーされて，施行されていると思います．ここでは，**読影する際の注意点と読影の「基本」**についてお話しします．胸部単純 X 線写真の詳細な読み方は，成書をご確認ください．

1) 大前提

　当然ですが，胸部単純 X 線写真だけでは肺炎の診断はできないので，**病歴・身体所見・血液検査・微生物学的検査などすべてを踏まえて，画像を評価します**．

　多くの研究において，胸部単純 X 線写真は，**肺炎診断の Gold Standard** に位置づけられていますが，肺炎診断における感度は不十分とされます．そのため，浸潤影が胸部単純 X 線写真で認められなくても，検査前確率が高ければ（病歴と身体所見から肺炎を強く疑う状況では），肺炎の可能性が残ります[6,33]．また，浸潤影があっても肺炎でないこともあります（特発性肺線維症，特発性器質化肺炎，浸潤性粘液腺癌など）．これらを踏まえて，胸部単純 X 線写真を解釈し，胸部単純 CT の適応も考えていく必要があります．

> ✓ 肺炎診断の Gold Standard は，胸部単純 X 線写真
> ✓ しかし，感度が不十分なので，時に胸部単純 CT が必要

2) 読影の原則 表7

　症状と身体所見から，どのような異常所見がみられるか，予想しながら読影します．読影のみを行う放射線科医であれば，読影前に bias を持たないために，あえて臨床情報を確認せずに，bias のない目で読影することはよいことかもしれません．しかし，診察後に胸部単純 X 線写真を撮影・読影する臨床医は，その情報に影響されることは避けようがないので，その bias を持ってしまう risk に注意しつつ，異常を予測しながら読影するのがよいと思います

18　　JCOPY 498-13042

7 ● 胸部単純 X 線写真

表7 胸部単純 X 線写真の原則

- 撮影前の臨床情報からどのような異常所見がみられるか予測する
- 毎回同じ順番で読影する
- 「2」の法則を意識する
- 胸部単純 X 線写真の限界を認識する

（わずかな異常所見の場合，疑って探さないと見落としてしまうことがあります）.

　また，見落とし，見忘れを防ぐため，**毎回同じ方法で読影する**ことをお勧めします．順番は，個人の好みに合わせればよいですが，筆者は，「フェルソン読める！　胸部 X 線写真」[34] の方法でいつも読影するようにしています**表8**.

　その他，「2」の法則**表9**を意識しながら読影すること，胸部単純 X 線写真の限界**表10**を知ること，肺結核疑い症例を見落とさないこと（➡ **1-9 肺結核を疑う時**），が重要だと考えています.

表8 胸部単純 X 線写真の読影する順番

1. 撮影条件の確認と評価
2. 腹部（横隔膜と胃泡）
3. 胸郭（肋骨・軟部組織・その他）
4. 縦隔（上縦隔・心臓・肺門部リンパ節）
5. 肺野（片肺ずつ→左右を比較）
6. 側面像

（大西裕満，他訳．フェルソン読める！　胸部 X 線写真．改訂第 3 版．東京：診断と治療社；2016[34] を参考に作成）

表9 「2」の法則

- 2 方向から撮影する（正面と側面）
  　　側面：心臓裏の陰影，縦隔腫瘍，横隔膜に重なる陰影を確認
- 以前の写真と比較する（比較読影）
- 左右を比較する
- 異常を 1 つみつけたら 2 つめを探す
- 2 人の目で確認する（ダブルチェック）

Chapter 1 ● 市中肺炎の診断

表10	胸部単純X線写真の限界（≒CTの適応）

● 見えないものがある[35]
  1cm以下の小さい陰影（小さい肺癌，etc）
  淡い陰影（スリガラス陰影）
  既存の構造と重なる陰影
  気腫性病変

● 浸潤影の鑑別は難しいことがある
  細菌性肺炎・間質性肺炎・心不全・肺癌はすべて「白い陰影」として描出される

3）注目するポイント―実際の画像を見ながら

健康な30歳代男性の正常な胸部単純X線写真を見ながら確認しましょう．

a．撮影条件の確認と評価

早く異常を見つけたい，という気持ちを抑えて，以下の5点の撮影条件について，確認・評価します．

1. 撮影方向：PA（posterior-anterior）像（通常の撮影方法）・AP像（ポータブル撮影）
2. 撮影時の体位：立位，坐位，仰臥位
3. 左右の鎖骨胸骨端は棘突起から等距離か（正面像が適切に撮影できているか）
4. 鎖骨胸骨端が第4胸椎の高さか（肺尖部が観察可能か）
5. 肋骨横隔膜角（costophrenic angle：CP angle）までしっかりと撮影されているか

図3-1は，胸部立位正面像（PA像）です．左上のマーキングから「立位」であることがわかります．PA像では，AP像と比較して，心陰影・肺血管影を鮮明に撮影できます．心不全の評価に心胸郭比を測定することがありますが，PA像で計測する必要があります．

図3-2aと図3-2bは，鎖骨胸骨端と棘突起の関係を示しています．この画像では，左右の鎖骨胸骨端と端棘突起を結んだ線（濃青線）の距離は等しくなっており，適切に正面像が撮影されていることがわかります．

図3-3は，CP angleを示しています（丸）．横隔膜は胸腔側に凸のドーム状となっているため，CP angleの高さまで肺が存在します（点線）．横隔膜

7 ● 胸部単純X線写真

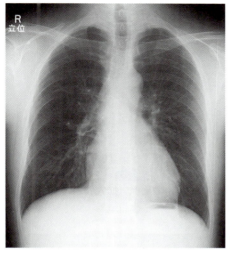

図 3-1　胸部立位正面像（PA像）

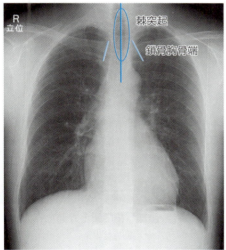

図 3-2a　鎖骨胸骨端と棘突起の関係

と重なっている部分の肺の陰影の有無も評価する必要があるため，CP angle が観察できるように胸部単純X線写真を撮影する必要があります．

　撮影条件が悪く評価困難な場合は，もう一度撮影することもあります．撮影

Chapter 1 ● 市中肺炎の診断

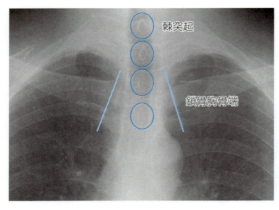

図 3-2b 鎖骨胸骨端と棘突起の関係（拡大像）

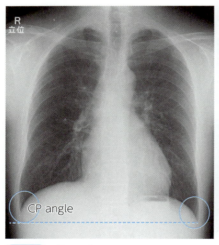

図 3-3 CP angle

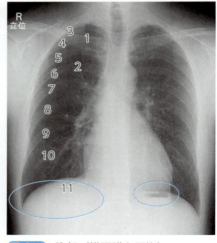

図 3-4 腹部（横隔膜と胃泡）

　条件が適正であることを確認してから，順番に読影していきます．
　すべて忘れずに確認するために，重要性が最も高い肺野の読影は最後に行います．その理由は，肺野の異常を最初に見つけてしまうと，それに満足して2つめ3つめの異常を探すことを忘れてしまうことがあるからです．

22　　　　　　　　　　　　　　　　　　　　　　　　　　JCOPY 498-13042

7 ● 胸部単純X線写真

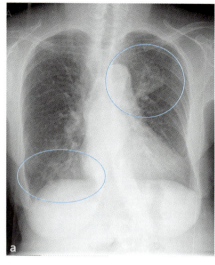
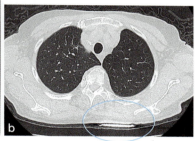

図 3-5 左上肺野の陰影（湿布）
a：右下肺野の浸潤影（肺炎）と左上肺野の陰影が指摘された．
b：胸部単純X線写真で指摘された左上肺野の陰影は「湿布」であった．

b．腹部（横隔膜と胃泡） 図 3-4

　横隔膜の位置（正常は第 10 肋骨レベル），横隔膜と胃泡の関係（正常は 1 cm 以内，1 cm 以上の場合は胸水の可能性を考えます），free air の有無（上部消化管穿孔）を確認します．肺炎診療では，肺炎随伴性胸水の有無に，特に注目します．

c．胸郭（肋骨・軟部組織・その他）

　肋骨・鎖骨，胸郭外の軟部組織（乳房，皮下気腫，皮膚腫瘍など）を確認します．湿布を貼ったまま撮影すると，浸潤影のように見えるため，撮影前に貼っていないか確認しましょう 図 3-5a, b．

d．縦隔（上縦隔・心臓・肺門部リンパ節） 図 3-6

　まだまだ肺野は見ません．続いて縦隔を読影します．

Chapter 1 ● 市中肺炎の診断

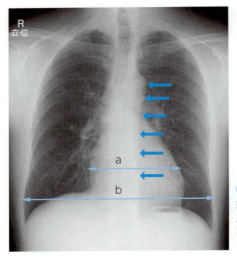

図 3-6 縦隔
縦隔は偏位なく，正中に存在している．心胸郭比（＝a/b×100%）は，立位正面像で計測する．大動脈の左縁は追うことができる（左向き矢印）．

1) 縦隔の位置に注目します．正常な場合は，正中に位置します．大量胸水がある場合，健側へ偏位します．無気肺や線維化で肺が収縮している場合は，縦隔は患側に偏位します．肺炎（肺の容積は変わらない）による浸潤影によって，縦隔が偏位することはありません．
2) 上縦隔では，気管の偏位，右傍気管支線の肥厚，縦隔気腫の有無を評価します．
3) 立位正面像で，心胸郭比（cardio-thoracic ratio：CTR）を測定して心拡大の有無を評価します（正常値 50% 未満）．大動脈の左縁は心臓と重なっている部分も観察可能であり，ラインがはっきりしない場合は，その部分に肺炎や腫瘍があるかもしれません．
4) 肺門部では，リンパ節腫大，肺水腫，肺動脈拡張（二次性肺高血圧），肺門に重なる部分の病変の有無を評価します．

e. 肺野（片肺ずつ→左右の肺を比較）図 3-7a, b

ようやくここまできて，肺野の読影を始めます．まず片肺ずつ評価して，その後左右差を評価します．過去画像との比較も重要です．見落としやすい部分

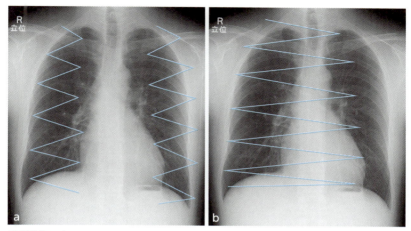

図 3-7　肺野
a：片肺ずつ評価する．b：左右の肺を比較する．

は，「コラム　胸部単純 X 線写真の Pitfall」（p. 26）にまとめました．

f．側面像　図 3-8

　左側面像（R → L）で撮影することが多いですが，病変が左にあるときは右側面像（L → R）でもよいと思います（筆者はあまり重視していません）．側面像の主な利点は，心臓後方・上部胸骨後方が評価しやすいことと，少量の胸水の発見に向いていること，の 2 点です．正面像では評価しにくい「心臓裏の陰影」「横隔膜に重なる陰影」が指摘できることがあります．

まとめ

胸部単純 X 線写真のポイント
・検査前に異常所見を推定する
・胸部単純 X 線写真の Pitfall に注意して読影する
・胸部 X 線の限界（≒ CT の適応）を知る
・結核を見落とさない（➡ 1-9 肺結核を疑う時）

Chapter 1 ● 市中肺炎の診断

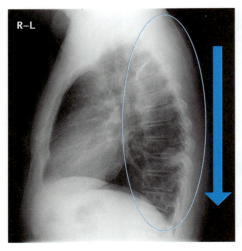

図 3-8　側面像
正常な側面像では，上から下にかけてだんだん黒くなっていく（楕円，矢印）のが特徴である．この画像では，背側に結節影が指摘できる（※図 3-1 から図 3-7 の写真とは異なる患者の画像）．

COLUMN

胸部単純 X 線写真の Pitfall

　胸部単純 X 線写真の読影で見落としやすい場所や状況はだいたい決まっています 表11 ．これらに注意して読影しましょう．

表11　胸部単純 X 線写真の Pitfall

- もともと胸部単純 X 線画像の異常がある場合（心不全・間質性肺炎など）
  対策：以前の写真との比較読影

- 心臓・骨（鎖骨・肋骨）・横隔膜・縦隔と陰影が重なる場合
  対策 1：左右差を評価する（肺門部・肋骨・鎖骨）
  対策 2：側面像を評価する（心陰影・横隔膜と重なる肺野病変）

- 浸潤影がはっきりしないことがある[36]
  脱水の場合（脱水の補正をすると陰影が悪化することがある）
  発症から 24 時間以内の場合
  ニューモシスチス肺炎
  好中球減少が著明な場合

8 ▶ 胸部 CT

1) 胸部 CT の有用性

多くの研究で，（当然の結果ですが）胸部 CT は胸部単純 X 線写真より肺炎診断における感度・特異度が高いと報告されています[33, 37-39]．また，肺炎診断における仰臥位での胸部単純 X 線写真（AP 像）は，感度 65%，特異度 93% という報告もあり，肺炎の除外には使用できない可能性があります[40]．立位撮影できない患者で，「病歴と身体所見から肺炎を強く疑う場合」で，胸部単純 X 線写真で浸潤影が指摘できない場合，胸部 CT の閾値は低めに設定してもよいかもしれません．

- ✓ 肺炎の診断精度は，胸部 CT は胸部単純 X 線より優れる
- ✓ 特に，仰臥位での撮影しかできない患者では，CT 撮影の閾値は低くなる

CT のほうが肺野の異常所見を検出する能力は高いですが，その結果が合併症の減少，死亡率の低下，入院期間の短縮などの臨床的にインパクトのある効果に結びつくかどうかは評価されていないため，本当に臨床的に有用性があるかわかっていません．早期診断が治療成績に影響しそうな重症肺炎は，胸部単純 X 線写真で異常が指摘できる可能性が高いと思われますし，仮に CT でしか見つからない肺炎があったとしても，それはおそらく軽症肺炎であり，多少の診断の遅れは転帰の悪化につながらないかもしれません．

画像検査（特に胸部単純 X 線写真）の陽性的中率と陰性的中率は，検査前確率をどの程度まで正確に推定できるかによって異なってくるため，画像検査に過剰に頼るよりも，病歴・身体所見から肺炎の可能性をしっかりと見積もることが重要だと考えています．また，**コスト**や**放射線被曝**の問題もあるので，胸部 CT の適応は慎重に検討すべきです．

診断精度が高いからといって，肺炎疑いの症例全例で CT を撮影する必要はなく，「臨床的に肺炎が疑わしいが，胸部単純 X 線写真で見つからなかった」症例がよい適応です．胸部単純 X 線写真で肺炎の診断がついた場合，胸部単純 CT を撮影する必要はありません．

Chapter 1 ● 市中肺炎の診断

✓ CT を撮影することによって治療成績が良くなることは示されていない
✓ 肺炎が疑わしいが，胸部単純 X 線写真が正常な場合に胸部 CT 検討
✓ 胸部単純 X 線写真で肺炎が指摘された場合は，胸部単純 CT は不要

また，ニューモシスチス肺炎（Pneumocystis pneumonia：PCP）やウイルス性肺炎では，胸部 CT で特徴的な所見を認めることがあるため，それらの疾患を疑った場合，胸部 CT が検討されます[41]．

✓ びまん性スリガラス影などを呈する PCP などを疑う場合は CT 撮影

2) 呼吸器感染症における胸部 CT の適応　表12

胸部 CT は，肺炎診断における診断精度は胸部単純 X 線写真より優れているのは確かです．しかし，多くの肺炎は，問診・身体所見・胸部単純 X 線写真で診断が確定するため，「市中肺炎の"存在"診断は，原則"胸部単純 X 線写真"で十分である」，という認識でよいと考えています．胸部 CT は，

1. "質的"診断（この場合は，2 mm スライスで撮影したほうがよい）
2. 臨床的に細菌性肺炎が疑わしいが，胸部単純 X 線写真が正常な場合の"存在"診断

を目的として施行するのがよいでしょう．また，基本的に「単純 CT」を選択しますが，（1）肺化膿症を疑った場合，（2）背景に肺腫瘍の存在が疑われる場合は，「造影 CT」を撮影します．

表12 呼吸器感染症における胸部 CT の適応

● 臨床的に強く肺炎が疑われるが，胸部単純 X 線写真で異常が指摘できない
● 胸部単純 X 線写真で細菌性肺炎としては非典型的な所見を呈している
　スリガラス影，結節影，空洞性病変，びまん性陰影など
● 血痰がある（鑑別と出血源の特定のため）
● 抗菌薬に対する反応が乏しい
　肺癌そのもの・器質化肺炎などの非感染性疾患，肺癌に伴う閉塞性肺炎
● 重篤な合併症（肺化膿症，膿胸）が疑われる

3）実際に CT の適応となった 6 症例

a. 臨床的に強く肺炎が疑われるが，胸部単純 X 線写真で異常がはっきりしない場合

図 4-1 は，胸部単純 X 線写真の異常がわかりにくかった症例です．丁寧に読影すると，左肺の上中肺野に粒状影が指摘できますが，当初読影できていなかったため胸部 CT を撮影しました．CT では，小葉中心性の粗大な粒状影とその融合による浸潤影がみられ，市中肺炎と診断しました．原因微生物の検討で，*Mycoplasma pneumoniae* の LAMP 法が陽性となり，マイコプラズマ肺炎と診断され，アジスロマイシンで治療が行われました．

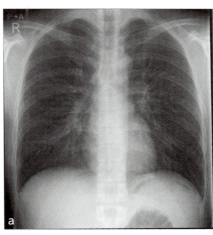
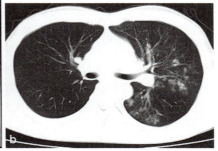

図 4-1
20 歳代男性．1 週間続く発熱と咽頭痛と頑固な咳で来院．痰はない．体温 38.2℃，
血圧 120/60 mmHg，脈拍 90/分，呼吸数 18/分，SpO₂ 96％（室内気），胸部聴診正常．
a：胸部単純 X 線写真，左上中肺野に粒状影．
b：胸部単純 CT，左肺に気管支肺炎像．

Chapter 1 ● 市中肺炎の診断

図 4-2 の症例は，臨床的に強く市中肺炎を疑っていましたが，胸部単純 X 線写真の正面像の異常がややわかりにくかったため，胸部 CT を撮影した症例です．側面像をみると非常にわかりやすく，本来 CT は不要な症例でした．喀痰培養で肺炎球菌が検出され，肺炎球菌性肺炎と診断しました．

b. 胸部単純 X 線写真で細菌性肺炎としては非典型的な所見を呈している場合

図 4-3 の症例は，胸部単純 X 線写真で，両側びまん性スリガラス影を呈していたため，鑑別疾患をさらに検討する目的で，胸部 CT を撮影しました．胸膜直下が spare されたびまん性スリガラス影を認め，PCP が疑われました．気管支鏡検査を施行し，気管支肺胞洗浄液の鏡検で，*Pneumocystis jirovecii* のシストを検出（グロコット染色）し，確定診断となりました．その後，HIV 感染症も見つかりました．

図 4-4 は，発展編です（読み飛ばしていただいて OK です）．胸部単純 X 線写真では，右中下肺野浸潤影と左中肺野浸潤影を認めましたが，右下肺野に air-bronchogram を伴った右肺容積減少（無気肺以外の原因を想定します）が指摘され，通常の細菌性肺炎とは異なる病態を考えました．また，臨床経過も肺炎らしくありませんでした．鑑別に，間質性肺炎と肺癌があがり，胸部 CT を撮影しました．浸潤性粘液腺癌を疑う所見を認めたため，気管支鏡検査（経気管支生検）を実施し，病理検査で浸潤性粘液腺癌と確定診断できました．

図 4-5 の症例では，胸部単純 X 線写真でびまん性粒状影を認めました．鑑別は，粟粒結核と多発肺転移があがりました．質的に粒状影を評価するため，胸部 CT を撮影したところ，CT でも，ランダムに分布するびまん性粒状影を認めました．1 つ大きい結節があり，その部分を気管支鏡検査で生検したところ，肺腺癌が検出され，肺癌の多発肺転移と診断されました．

c. 重篤な合併症（肺化膿症，膿胸）が疑われる場合

図 4-6 の症例では，病歴（胸痛）と胸部単純 X 線写真の所見（重力に従わない胸水）から，肺炎に合併した膿胸を考え，胸部 CT を撮影しました．CT でも，肺炎・膿胸に矛盾しない所見でした．胸水培養と喀痰培養から肺炎球菌が検出されました．CT 画像は，胸腔ドレーンの安全な挿入部位の決定にも有用です．

8 ● 胸部 CT

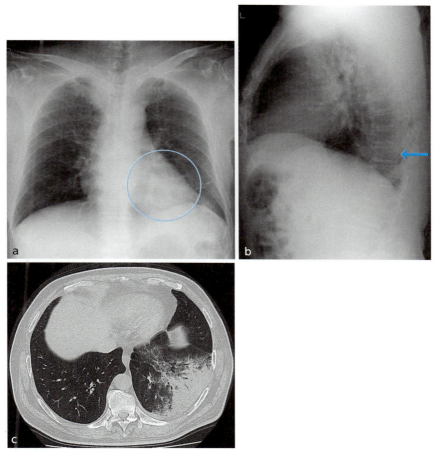

図 4-2
70 歳代男性．2 日前からの発熱と湿性咳嗽で来院．体温 38.8℃，血圧 100/50 mmHg，脈拍 124/分，呼吸数 24/分，SpO$_2$ 93％（室内気）．前胸部聴診は正常．
a：胸部単純 X 線写真，心臓裏に浸潤影．
b：側面像：心臓裏に浸潤影（矢印）．
c：左下葉に浸潤影．

Chapter 1 ● 市中肺炎の診断

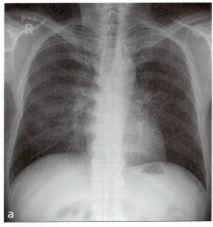
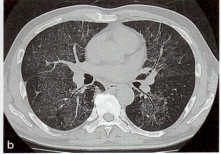

図 4-3
50 歳代男性．1 カ月続く発熱・咳・呼吸困難で来院．体温 37.3℃，血圧 130/80 mmHg，脈拍 90 分，呼吸数 18/分，SpO₂ 94％（室内気），胸部聴診で両側 late inspiratory crackles．
a：胸部単純 X 線写真，両側びまん性スリガラス影．
b：胸部単純 CT，胸膜直下が spare されたびまん性スリガラス影．

8 ● 胸部 CT

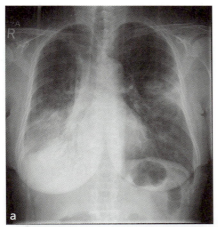

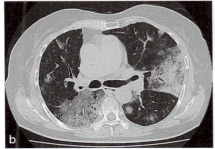
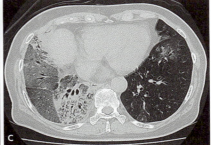

図 4-4

70 歳代女性．2 週間前からの咳と大量の痰と呼吸困難で来院．体温 36.3℃，血圧 120/70 mmHg，脈拍 96/分，呼吸数 22/分，SpO$_2$ 92%（室内気）．両側肺底部で late inspiratory crackles を聴取．
a：胸部単純 X 線写真，両側浸潤影と右肺容積減少．
b，c：胸部単純 CT，区域を無視しない浸潤影と小葉中心性粒状影，右下葉の容積が著明に減少．

Chapter 1 ● 市中肺炎の診断

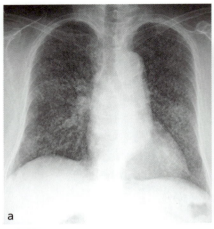
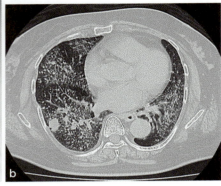

図 4-5
70 歳代女性．4 週間前からの咳嗽と微熱で来院．体温 37.2℃，血圧 130/70 mmHg，脈拍 96/分，呼吸数 20/分，SpO₂ 93%（室内気）．胸部聴診で両側 crackles 聴取．
a：胸部単純 X 線写真，両側びまん性粒状影．
b：胸部単純 CT，右下葉に 2 cm 弱の結節影とランダムに分布したびまん性粒状影．

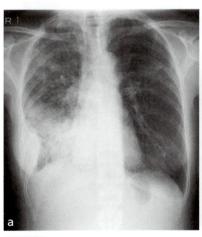
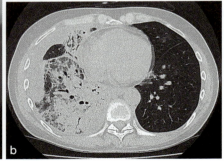

図 4-6
60 歳代女性．7 日前からの発熱・咳・痰，2 日前からの右胸部痛と呼吸困難で来院．体温 38.6℃，血圧 110/64 mmHg，脈拍 120/分，呼吸数 24/分，SpO₂ 88%（室内気）．胸部聴診で右肺で mid-inspiratory crackles を聴取．
a：胸部単純 X 線写真，右肺の広範囲に浸潤影，重力に従わない右胸水．
b：胸部単純 CT，右中下葉浸潤影，重力に従わない右胸水．

9 ● 肺結核を疑う時

> **まとめ**
>
> ・市中肺炎の "存在" 診断は，原則 "胸部単純 X 線写真" で十分である
> ・胸部単純 CT は
> 　− 胸部単純 X 線写真より肺炎診断能は高い
> 　− 被曝・コストも問題があるため，必要な状況でのみ撮影すべきである
> 　− 肺陰影の質的評価が必要な状況，または，臨床的に強く肺炎が疑われる
> 　　が胸部単純 X 線写真で異常が指摘できない場合が，よい適応である

9 ▶ 肺結核を疑う時

1) いつ肺結核を疑うか

　日本は，先進国の中では結核罹患率が比較的高い国です．年々減少傾向にはありますが，2017 年の罹患率は 13.3（人口 10 万対），新規結核患者数は 16,789 人でした[42]．空気感染する疾患で，濃厚接触者への伝播が問題となること，喀痰塗抹陽性患者（全体の約 40%）は治療と隔離のための入院が必要となることから，特に診断が遅れた場合に社会的な影響が大きい疾患です．日常診療で遭遇しうる比較的ありふれた疾患ですので，肺結核を疑う閾値は低く設定しておいたほうがよいでしょう．

　✓ 肺結核は common disease
　✓ 診断の遅れは，社会的影響が大きい
　✓ 早期診断のため，肺結核を鑑別にあげて検査をする閾値は低くしておく

　肺結核を疑う 5 つの状況（5 clinical scenarios）が，ガイドラインによって提示されています 表13[43]．この表の中の「結核リスクの高い患者」は，表14 に示します．

　文章で覚えるのは難しいことと，まったくこれらの scenario 通りの症例とは限らないため，肺結核を疑う key words を，「症状・リスク・経過・画像」の 4 つの側面から覚えるとよいと思います 表15．これら key words が，複数ある場合は，肺結核の可能性を想定した対応をするのが安全です．

Chapter 1 ● 市中肺炎の診断

表13 肺結核を疑う5つの状況

1) 2〜3週間以上の咳＋（発熱，寝汗，血痰，体重減少のうちひとつ以上）
2) 結核リスクの高い患者で，原因不明の呼吸器症状などが2〜3週間以上持続する場合
3) HIV感染者が，原因のはっきりしない咳と発熱がある場合
4) 結核リスクの高い患者が，市中肺炎と診断され，7日以内に改善しない場合
5) 結核リスクの高い患者が，偶然結核らしい胸部X線異常があった場合（症状は問わない）

表14 結核の高リスク群

● 最近の肺結核患者への曝露
● ツベルクリン反応またはインターフェロンγ遊離試験（Interferon-Gamma Release Assay：IGRA，クォンティフェロンまたはT-SPOT）陽性
● HIV感染者
● 静注麻薬使用者
● 結核高度蔓延国（東南アジア・南アジア・アフリカなどの発展途上国）で出生またはそこからの5年以内の移住
● 医療を十分に受けることができない集団
● リスクのある疾患がある（DM，ステロイド，免疫抑制薬，慢性腎不全，血液悪性腫瘍，癌，標準体重より10％体重が少ない，珪肺，胃切除後，空腸回腸バイパス）

表15 肺結核を疑うkey words

● 症状：咳（2〜3週間以上），体重減少，寝汗，血痰・喀血
● 結核リスク：最近の結核曝露，HIV感染，DM，慢性腎不全，ステロイド，免疫抑制薬，悪性腫瘍，珪肺など
● 経過：7日以内に改善しない市中肺炎
● 画像：上葉またはS6（上下葉区）の陰影（±空洞性病変）

2）肺結核の3症例

　図5-1の症例は，典型的な病歴で来院し，典型的な画像所見を呈していた患者さんです．喀痰の抗酸菌塗抹検査が陽性，結核PCR検査陽性で確定診断がつきました．3週間後には結核菌が喀痰の抗酸菌培養から検出されました．

　図5-2の症例は，高齢者の上葉と上下葉区の肺陰影から肺結核の可能性を疑い，喀痰の抗酸菌塗抹検査を行いました．塗抹検査陽性，結核PCR検査陽性で確定診断となりました．

9 ● 肺結核を疑う時

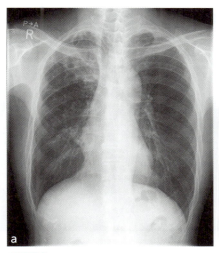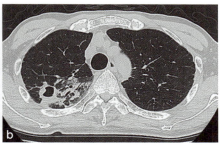

図 5-1
70 歳代男性．3 週間前からの咳と 3 日前からの血痰で来院．既往歴：肺気腫，糖尿病．体温 36.8℃，血圧 120/60 mmHg，脈拍 80/分，呼吸数 14/分，SpO$_2$ 96%（室内気）．胸部聴診正常．
a：胸部単純 X 線写真，右上葉に空洞を伴った浸潤影を認める．
b：胸部単純 CT，右上葉に空洞を伴った浸潤影を認める．

図 5-3 は，不明熱の高齢者の症例です．入院時の胸部単純 X 線写真は正常で，造影 CT（提示していません）も正常で原因不明でしたが，入院後も発熱が持続しました．入院 12 日目の胸部単純 X 線写真で，わずかに両側の粒状影がみられ，その 2 日後の胸部 CT でランダム分布の両側びまん性粒状影が指摘されました．粟粒結核が疑われて喀痰検査など行われましたが，菌は検出されませんでした．精査中，気道症状はほとんどありませんでしたが，呼吸状態が悪化したため，入院 24 日目に当時筆者が所属していた病院に転院となりました．転院の際の画像所見では，両側浸潤影が出現しており，抗酸菌の喀痰塗抹検査陽性，結核 PCR 陽性でした．肺結核・粟粒結核と診断し，治療が開始されました．

Chapter 1 ● 市中肺炎の診断

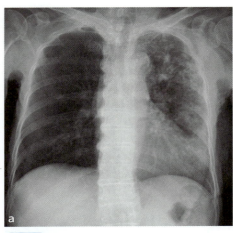
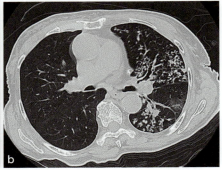

図 5-2
80 歳代女性．2 週間続く咳・痰と，2 日前からの発熱で来院．既往歴：なし．体温 37.2℃，血圧 100/70 mmHg，脈拍 60/分，呼吸数 18/分，SpO₂ 92%（室内気），胸部聴診で前胸部で crackles を聴取．
a：胸部単純 X 線写真，左肺全域に浸潤影．
b：胸部単純 CT，左上葉と下葉で小葉中心性粒状影，tree-in-bud lesions．

まとめ

- 肺結核は，比較的ありふれた疾患である
- 肺結核の診断が遅れると空気感染による伝播が問題となるため，早期診断が重要であり，疑う閾値は低いほうがよい
- 肺結核を疑う「5 つの状況」を参考にする
- 結核の可能性は，「症状，リスク，経過，画像」の 4 つの側面から検討する
- 「結核リスクのある患者」が，「2 週間以上の気道症状」で来院した場合や，胸部画像検査で「上葉の陰影」が指摘された場合，特に結核の可能性に考慮する

9 ● 肺結核を疑う時

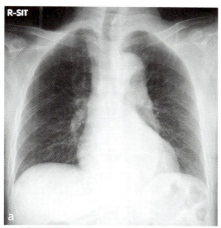

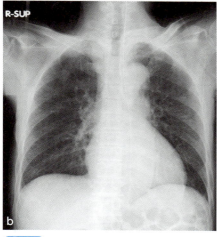

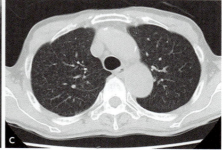

図 5-3
70歳代男性．2日前からの発熱で来院．咳と痰なし．既往歴なし．体温 38.5℃，血圧 110/70 mmHg，脈拍 80/分，呼吸数 16/分，SpO$_2$ 95％（室内気）．胸部聴診正常．
a：胸部単純 X 線写真（入院初日），正常．
b：胸部単純 X 線写真（入院 12 日目），かすかに両側上中肺野に粒状影がみえる．
c：胸部単純 CT（入院 14 日目），ランダムに分布するびまん性微細粒状影．

（つづく）

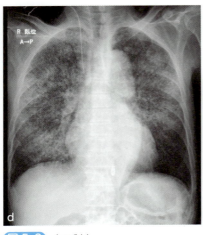
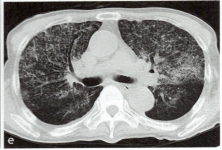

図 5-3 （つづき）
d：胸部単純 X 線写真（入院 24 日目），両側びまん性粒状影と浸潤影.
e：胸部単純 CT（入院 24 日目），両側びまん性粒状影と両側浸潤影.

COLUMN

肺結核を疑った時の対応

1）空気予防策の開始 [44]

　診断してから隔離していては，隔離開始までに多くの人を感染の危険にさらしてしまいますので，肺結核の可能性を考えた時点で，空気予防策を開始，陰圧室に患者さんを隔離します．また，患者さんにはサージカルマスクを着用してもらい，対応する医療従事者は N95 マスクを着用します．

> ✓ 肺結核の可能性を「疑った時点」で，空気予防策を開始する

　喀痰は，陰圧室で採取します．喀痰の処理（グラム染色，抗酸菌染色）は，感染伝播のリスクがあるため，微生物検査室の class II 安全キャビネット内で行う必要があります．肺結核を疑う患者は，通常の市中肺炎も鑑別になりますが，その診断のための喀痰塗抹検査（グラム染色）は，一般外来や救急外来の

9 ● 肺結核を疑う時

グラム染色場で行ってはいけません.

✓ 喀痰採取は，空気感染隔離した上で行う
✓ 喀痰塗抹検査は，微生物検査室で行う（外来で行ってはいけない）

2）喀痰検査 [45]

　3 回喀痰を採取して抗酸菌塗抹・培養・遺伝子検査（結核菌の PCR）を行います．このうち，PCR 検査は 1 回だけ施行します（3 回中どの喀痰でもよいです）．喀痰は 8～24 時間あけて採取し，3 回中 1 回は早朝喀痰を採取します．3 連痰の活動性肺結核に対する感度は約 70%，特異度は 90% 以上です.

✓ 3 連痰を 8～24 時間おきに施行する（1 回は早朝喀痰を提出）

　1 回の検体（喀痰）は最低 3 mL，理想的には 5～10 mL を採取することが推奨されています．痰が喀出困難な場合は，**誘発喀痰**を採取します．超音波ネブライザーで，3% 高張食塩水を吸入して誘発します（筆者の施設では 30 mL まで吸入することがあります）.

まとめ

・肺結核を疑った時
　すぐに空気予防策を開始する
　喀痰検査は，空気予防策を開始した上で，3 回施行する（8～24 時間おき）
　検査項目は，抗酸菌塗抹・培養・遺伝子検査（PCR）の 3 つ
　痰が喀出できない場合は，誘発喀痰を採取する（高張食塩水を吸入する）

Chapter 1 ● 市中肺炎の診断

COLUMN

空気感染隔離の解除 [44]

　喀痰抗酸菌塗抹が３回陰性（３連痰が陰性）の場合，肺結核の可能性は否定できません（肺結核診断の感度が約70%のため）が，**肺結核であったとしても感染性は十分低いと判断できる**ため，空気感染隔離を解除します．ただし，「臨床経過と画像所見から肺結核の可能性が高く，空洞性病変がある（肺結核であった場合，感染性は高いと想定される）が，喀痰塗抹検査が陰性」の場合，つまり「排菌している肺結核っぽいけど，喀痰塗抹検査が陰性」の場合，代替診断がついていなければ，喀痰塗抹検査の偽陰性（たまたま陰性になってしまった）を考慮して，空気予防策を継続することはあります．

　✓ **基本は，３連痰陰性で空気感染隔離を解除する**

　また，喀痰の抗酸菌塗抹が陽性の場合，遺伝子検査（PCR）の結果を確認し，結核菌でないことが確認できれば空気予防策は解除できます．その抗酸菌は，非結核性抗酸菌であり，感染性がないと判断されるためです．

　８時間おきに３連痰を採取した場合，すべて陰性であれば，入院翌日に隔離解除可能です．例えば，夜間入院の場合，来院時，翌日の朝，翌日の夕の３回採取となるので，入院２日目の夕には隔離解除可能となります．

　なお，肺結核と診断された場合は，治療を２週間以上施行，かつ，３連痰（24時間おき：これは行政上の決まりです）陰性が確認できれば空気感染隔離を解除することができます．

まとめ

空気感染隔離の解除
- 肺結核疑いの場合：３連痰（8～24時間おき）陰性を確認した後
- 肺結核の治療中：治療２週間以上，かつ，３連痰（24時間おき）陰性を確認した後

9 ● 肺結核を疑う時

COLUMN

肺結核と血痰 ~肺結核における喀血の頻度~

肺結核といえば「血痰・喀血」，というイメージをお持ちの方もいらっしゃるかもしれませんが，実際に血痰を訴える肺結核患者は，それほど多くはありません．血痰・喀血を呈する肺結核患者は，**約25%**で[46-48]，血痰・喀血を主訴に来院するのは，わずか13%と報告されています[46]．ちなみに，血痰と喀血は，英語ではどちらも"hemoptysis"と表現され，区別されていません．日本語でも，「血痰（痰に血が混じる状態）」と「喀血（血液を咳とともに喀出すること）」の区別は，比較的曖昧なようです．

✓ 肺結核患者の4人に1人が，血痰または喀血を呈する

60歳以上の高齢者は，若年者よりも血痰・喀血の頻度が低く[49]，糖尿病患者では，その頻度はやや高くなります[50]．一般的に，血痰・喀血は進行した肺結核でみられることが多く，その場合，喀痰の抗酸菌染色陽性で，肺に空洞性病変がみつかることが多い傾向にあります．

血痰・喀血の原因，という側面から見ると，肺結核は比較的稀とされています．先進国からの報告では，**気管支拡張症，肺癌，気管支炎，肺炎**が多く（全体の70%程度を占めます），報告によりますが，肺結核の頻度は約1%とされています[51-53]．発展途上国では，肺結核の頻度が多い傾向にあります[54]．

✓ 血痰・喀血の原因は，気管支拡張症，肺癌，気管支炎，肺炎が多い

頻度は少ないですが，肺化膿症，血管炎（ANCA関連血管炎，Goodpasture症候群など），肺塞栓，心不全，抗血小板薬・抗凝固薬などが原因となることもあります．大量喀血の原因は，先進国では，肺癌，気管支拡張症，嚢胞性線維症，アスペルギルス感染症が多く，発展途上国では，肺結核の頻度が増加します[55]．

以上のように，肺結核が喀血の原因疾患である可能性は，先進国（日本を含む）では低いと考えられますが，診断が遅れた場合のインパクトが（特に公衆衛生上）大きい疾患のため，検索閾値は下げておくのが現実的だと考えます．

Chapter 1 ● 市中肺炎の診断

　つまり，血痰・喀血を訴える患者のほとんどは肺結核ではありませんが，多くの場合（肺癌や気管支拡張症などの代替診断がついていなければ），空気予防策を取ったうえで，3連痰を実施することが現実的だと思います．

まとめ

- 肺結核の患者で血痰を呈するのは約25%である
- 血痰・喀血の原因の多くは，気管支拡張症・肺癌・気管支炎・肺炎である
- 血痰・喀血患者を診察した場合，頻度は低いが肺結核も念頭に対応する

参考文献
1) Guidelines for the management of adults with hospital-acquired, ventilator-associated, and healthcare-associated pneumonia. Am J Respir Crit Care Med. 2005; 171: 388-416.
2) 日本呼吸器学会医療・介護関連肺炎診療ガイドライン作成委員会，編. 医療・介護関連肺炎診療ガイドライン. 東京: メディカルレビュー社; 2011.
3) Kalil AC, Metersky ML, Klompas M, et al. Management of adults with hospital-acquired and ventilator-associated pneumonia: 2016 Clinical Practice Guidelines by the Infectious Diseases Society of America and the American Thoracic Society. Clin Infect Dis. 2016; 63: e61-e111.
4) 日本呼吸器学会成人肺炎診療ガイドライン2017作成委員会，編. 成人肺炎診療ガイドライン2017. 東京: メディカルレビュー社; 2017.
5) Metlay JP, Kapoor WN, Fine MJ. Does this patient have community-acquired pneumonia? Diagnosing pneumonia by history and physical examination. JAMA. 1997; 278: 1440-5.
6) Metlay JP, Fine MJ. Testing strategies in the initial management of patients with community-acquired pneumonia. Ann Intern Med. 2003; 138: 109-18.
7) Morimoto K, Suzuki M, Ishifuji T, et al. The burden and etiology of community-onset pneumonia in the aging Japanese population: a multicenter prospective study. PLoS One. 2015; 10: e0122247.
8) Fine MJ, Auble TE, Yealy DM, et al. A prediction rule to identify low-risk patients with community-acquired pneumonia. N Engl J Med. 1997; 336: 243-50.
9) Aujesky D, Auble TE, Yealy DM, et al. Prospective comparison of three validated prediction rules for prognosis in community-acquired pneumonia. Am J Med. 2005; 118: 384-92.
10) Harris AM, Hicks LA, Qaseem A. Appropriate Antibiotic use for acute respiratory tract infection in adults: advice for high-value care from the American College of Physicians and the Centers for Disease Control and Prevention. Ann In-

9 ● 肺結核を疑う時

tern Med. 2016; 164: 425-34.
11) 厚生労働省健康局結核感染症課, 編. 抗微生物薬適正使用の手引き. 第1版. 東京: 厚生労働省健康局結核感染症課; 2017.
12) Evans AT, Husain S, Durairaj L, et al. Azithromycin for acute bronchitis: a randomised, double-blind, controlled trial. Lancet. 2002; 359: 1648-54.
13) Little P, Stuart B, Moore M, et al. Amoxicillin for acute lower-respiratory-tract infection in primary care when pneumonia is not suspected: a 12-country, randomised, placebo-controlled trial. Lancet Infect Dis. 2013; 13: 123-9.
14) Smith SM, Fahey T, Smucny J, et al. Antibiotics for acute bronchitis. Cochrane Database Syst Rev. 2017; 6: CD000245.
15) Kataoka H, Matsuno O. Age-related pulmonary crackles (rales) in asymptomatic cardiovascular patients. Ann Fam Med. 2008; 6: 239-45.
16) Mikami R, Murao M, Cugell DW, et al. International symposium on lung sounds. Synopsis of proceedings. Chest. 1987; 92: 342-5.
17) Pasterkamp H, Kraman SS, Wodicka GR. Respiratory sounds. Advances beyond the stethoscope. Am J Respir Crit Care Med. 1997; 156: 974-87.
18) Bohadana A, Izbicki G, Kraman SS. Fundamentals of lung auscultation. N Engl J Med. 2014; 370: 744-51.
19) Sarkar M, Madabhavi I, Niranjan N, et al. Auscultation of the respiratory system. Ann Thorac Med. 2015; 10: 158-68.
20) 柴田寿彦, 長田芳幸, 訳. マクギーの身体診察学: エビデンスにもとづくグローバル・スタンダード. 改訂第2版. 東京: 診断と治療社; 2014.
21) 須藤 博, 藤田芳郎, 徳田安春, 他監訳. サパイラ: 身体診察のアートとサイエンス. 原書第4版. 東京: 医学書院; 2013.
22) Nath AR, Capel LH. Inspiratory crackles - early and late. Thorax. 1974; 29: 223-27.
23) Piirila P. Changes in crackle characteristics during the clinical course of pneumonia. Chest. 1992; 102: 176-83.
24) Nath AR, Capel LH. Lung crackles in bronchiectasis. Thorax. 1980; 35: 694-9.
25) Diehr P, Wood RW, Bushyhead J, et al. Prediction of pneumonia in outpatients with acute cough--a statistical approach. J Chronic Dis. 1984; 37: 215-25.
26) Heckerling PS, Tape TG, Wigton RS, et al. Clinical prediction rule for pulmonary infiltrates. Ann Intern Med. 1990; 113: 664-70.
27) Gennis P, Gallagher J, Falvo C, et al. Clinical criteria for the detection of pneumonia in adults: guidelines for ordering chest roentgenograms in the emergency department. J Emerg Med. 1989; 7: 263-8.
28) Nolt BR, Gonzales R, Maselli J, et al. Vital-sign abnormalities as predictors of pneumonia in adults with acute cough illness. Am J Emerg Med. 2007; 25: 631-6.
29) Gonzales R, Bartlett JG, Besser RE, et al. Principles of appropriate antibiotic use for treatment of uncomplicated acute bronchitis: background. Ann Intern Med. 2001; 134: 521-9.
30) Emerman CL, Dawson N, Speroff T, et al. Comparison of physician judgment

Chapter 1 ● 市中肺炎の診断

and decision aids for ordering chest radiographs for pneumonia in outpatients. Ann Emerg Med. 1991; 20: 1215-9.

31) Singal BM, Hedges JR, Radack KL. Decision rules and clinical prediction of pneumonia: evaluation of low-yield criteria. Ann Emerg Med. 1989; 18: 13-20.

32) van Vugt SF, Verheij TJ, de Jong PA, et al. Diagnosing pneumonia in patients with acute cough: clinical judgment compared to chest radiography. Eur Respir J. 2013; 42: 1076-82.

33) Haga T, Fukuoka M, Morita M, et al. Computed tomography for the diagnosis and evaluation of the severity of community-acquired pneumonia in the elderly. Intern Med. 2016; 55: 437-41.

34) 大西裕満, 粟井和夫, 訳. フェルソン 読める! 胸部X線写真: 楽しく覚える基礎と実践. 改訂第3版/原著第4版. 東京: 診断と治療社, 2016.

35) 津島健司, 久保惠嗣. 胸部高分解能CT（high-resolution computed comography; HRCT）で見えてくる呼吸器病. 日内会誌. 2010; 99: 370-6.

36) Bartlett JG, Mundy LM. Community-acquired pneumonia. N Engl J Med. 1995; 333: 1618-24.

37) Claessens YE, Debray MP, Tubach F, et al. Early chest computed tomography scan to assist diagnosis and guide treatment decision for suspected community-acquired pneumonia. Am J Respir Crit Care Med. 2015; 192: 974-82.

38) Syrjala H, Broas M, Suramo I, et al. High-resolution computed tomography for the diagnosis of community-acquired pneumonia. Clin Infect Dis. 1998; 27: 358-63.

39) Self WH, Courtney DM, McNaughton CD, et al. High discordance of chest x-ray and computed tomography for detection of pulmonary opacities in ED patients: implications for diagnosing pneumonia. Am J Emerg Med. 2013; 31: 401-5.

40) Esayag Y, Nikitin I, Bar-Ziv J, et al. Diagnostic value of chest radiographs in bedridden patients suspected of having pneumonia. Am J Med. 2010; 123: 88. e1-5.

41) Nambu A, Ozawa K, Kobayashi N, et al. Imaging of community-acquired pneumonia: roles of imaging examinations, imaging diagnosis of specific pathogens and discrimination from noninfectious diseases. World J Radiol. 2014; 6: 779-93.

42) 平成29年結核登録者情報調査年報集計結果について. 厚生労働省ホームページ https://www.mhlw.go.jp/stf/seisakunitsuite/bunya/0000175095_00001.html [最終アクセス 2018.12.1]

43) American Thoracic Society/Centers for Disease Control and Prevention/Infectious Diseases Society of America: controlling tuberculosis in the United States. Am J Respir Crit Care Med. 2005; 172: 1169-227.

44) Jensen PA, Lambert LA, Iademarco MF, et al. Guidelines for preventing the transmission of Mycobacterium tuberculosis in health-care settings, 2005. MMWR Recomm Rep. 2005; 54: 1-141.

9 ● 肺結核を疑う時

45) Lewinsohn DM, Leonard MK, LoBue PA, et al. Official American Thoracic Society/Infectious Diseases Society of America/Centers for Disease Control and Prevention Clinical Practice Guidelines: Diagnosis of Tuberculosis in Adults and Children. Clin Infect Dis. 2017; 64: e1-e33.

46) Barnes PF, Verdegem TD, Vachon LA, et al. Chest roentgenogram in pulmonary tuberculosis. New data on an old test. Chest. 1988; 94: 316-20.

47) MacGregor RR. A year's experience with tuberculosis in a private urban teaching hospital in the postsanatorium era. Am J Med. 1975; 58: 221-8.

48) Miller LG, Asch SM, Yu EI, et al. A population-based survey of tuberculosis symptoms: how atypical are atypical presentations? Clin Infect Dis. 2000; 30: 293-9.

49) Perez-Guzman C, Vargas MH, Torres-Cruz A, et al. Does aging modify pulmonary tuberculosis?: a meta-analytical review. Chest. 1999; 116: 961-7.

50) Hongguang C, Min L, Shiwen J, et al. Impact of diabetes on clinical presentation and treatment outcome of pulmonary tuberculosis in Beijing. Epidemiol Infect. 2015; 143: 150-6.

51) Earwood JS, Thompson TD. Hemoptysis: evaluation and management. Am Fam Physician. 2015; 91: 243-9.

52) Jones R, Charlton J, Latinovic R, et al. Alarm symptoms and identification of non-cancer diagnoses in primary care: cohort study. BMJ. 2009; 339: b3094.

53) Hirshberg B, Biran I, Glazer M, et al. Hemoptysis: etiology, evaluation, and outcome in a tertiary referral hospital. Chest. 1997; 112: 440-4.

54) Andersen PE. Imaging and interventional radiological treatment of hemoptysis. Acta Radiol. 2006; 47: 780-92.

55) Yoon W, Kim JK, Kim YH, et al. Bronchial and nonbronchial systemic artery embolization for life-threatening hemoptysis: a comprehensive review. Radiographics. 2002; 22: 1395-409.

Chapter 2

市中肺炎の重症度判定と入院適応

1 ▶ 市中肺炎の重症度判定（総論）

　肺炎の診断がついた後，治療を開始する前に「重症度」を評価します．その理由は，

　✓ 予後（死亡率）を予測し，治療場所の決定に役立てるため

です．これまでに複数の重症度判定ツールが検討されており，特に有用と思われるものを紹介していきます．ただし，あとで詳しく述べますが，これらのツールは，**死亡率という側面から「重症度判定」を行っている**だけであるため，このツールで評価された「重症度」のみによって，治療場所を決定する（外来治療または入院治療）ことは，好ましくありません．あくまで，治療場所の決定において，「有用な情報のひとつである」，という認識でいたほうがよいと思います．

　✓ 重症度判定ツールは，もともと予後（死亡率）予測のためのツール
　✓ 重症度判定ツールによって判定された重症度 ≠ 治療場所の決定

　よく使用される重症度判定ツールのうち，米国で開発された Pneumonia Severity Index（PSI）[1]，英国で使用されている CURB-65[2]，日本呼吸器学会が推奨している A-DROP[3, 4] を紹介します．3 つのツールを比較した表を提示します 表1 ．救急外来などで，早期に sepsis を認知し，早期に治療開始するためのツールとして使用が推奨されている quick-SOFA（qSOFA）[5] も比較すると興味深いです．各項目の cut-off 値は多少異なりますが，ほとんどの項目が一致していることがわかります．

1 ● 市中肺炎の重症度判定（総論）

表1 各重症度判定ツールの比較

	PSI	CURB-65	A-DROP	qSOFA
血圧	SBP＜90	SBP＜90 DBP≦60	SBP≦90	SBP≦100
脈拍	≧125			
呼吸	RR≧30	RR≧30	SpO_2≦90%	RR≧22
意識障害	見当識障害	見当識障害	意識変容	GCS＜15
脱水	BUN≧30	BUN＞20	BUN≧21	
年齢	＞50	≧65	男性≧70 女性≧75	
その他	合計 20項目			

✓ どの重症度判定ツールも，血圧，呼吸，意識障害，脱水，年齢に注目

　ここからわかることは，肺炎の重症度を考えるうえで，もっとも重要なことは，CRPなどの炎症反応が高いことなどではなく，「バイタルサインの異常」である，ということです．肺炎の診断の時も「バイタルサイン」が重視されましたが，重症度判定の時も「バイタルサイン」が重要です．

✓ 診断の時も，重症度判定の時も，バイタルサインが最も重要

まとめ

- 重症度判定ツールは，予後（死亡率）を予測し，治療場所の決定に有用
- ただし，重症度判定ツールによって判定された重症度≠治療場所の決定
- 重症度の判定には，血圧，呼吸，意識障害，脱水，年齢が重視されている

Chapter 2 ● 市中肺炎の重症度判定と入院適応

2 ▶ 重症度判定ツール
(PSI, CURB-65/CRB-65, A-DROP)

ここでは 3 つの重症度判定ツールを紹介します.

1) Pneumonia Severity Index (PSI)[1]

3 つの患者背景，5 つの基礎疾患，5 つの身体所見，7 つの検査値の合計 20 項目に各点数をつけて，その合計点から 30 日死亡率を予測するツールです．合計点によって 5 つの class に分類し，治療場所の決定の参考にします．PSI は，2 つのステップに分かれています．

第 1 ステップ

以下の項目をすべて満たす場合は，class I と判定します．
- ・年齢が 50 歳以下
- ・基礎疾患なし（悪性腫瘍，肝疾患，心不全，脳血管疾患，腎疾患）
- ・バイタルサインの異常なし（意識障害，脈拍≧125/分，呼吸数≧30/分，収縮期血圧<90 mmHg，体温<35℃または≧40℃）

第 2 ステップ

第 1 ステップの項目のうち，1 つでも満たさなければ，第 2 ステップに進みます．表2 に従って点数をつけて，合計点を算出します．表3 のように点数によって，重症度 class 分類（class II から V）を行い，治療場所を検討します．

2) CURB-65/CRB-65[2]

CURB-65 は，わずか 5 つの項目で 30 日死亡率を予測するツールです．点数をつけるのが簡便であり，多忙な救急外来で使用しやすいツールです 表4 表5．少し脱線になりますが，CURB-65 は，肺炎だけでなく，救急外来を受診する感染症全般の予後推定にも有用であることが示されています [7]．

また緊急の血液検査へのアクセスが悪く BUN の結果を当日知ることが難し

2 ● 重症度判定ツール

表2 PSI の第 2 ステップ

項目	点数
患者背景	
年齢（男性）	年齢
年齢（女性）	年齢－10
老人ホーム入所者	＋10
基礎疾患	
悪性腫瘍（皮膚癌を除く）	＋30
肝疾患（肝硬変，慢性肝炎など）	＋20
うっ血性心不全	＋10
脳血管疾患	＋10
腎疾患	＋10
身体所見	
意識レベル異常（見当識障害など）	＋20
呼吸数≧30/分	＋20
収縮期血圧＜90 mmHg	＋20
体温＜35℃または≧40℃	＋15
脈拍≧125/分	＋10
検査所見	
動脈ガス分析 pH＜7.35	＋30
BUN≧30 mg/dL	＋20
血清 Na＜130 mEq/L	＋20
血糖≧250 mg/dL	＋10
ヘマトクリット＜30%	＋10
動脈血酸素分圧＜60 mmHg または SpO_2＜90%	＋10
胸水	＋10

（Fine MJ, et al. N Engl J Med. 1997；336：243-50[1] より作成）

表3 PSI の class 別の死亡率と推奨される治療場所

Class	点数	30 日死亡率	推奨される治療場所
I		0.1%	外来
II	≦70	0.6%	外来
III	71〜90	0.9〜2.8%	外来または短期入院
IV	91〜130	8.2〜9.3%	入院
V	＞130	27〜29.2%	入院

（Fine MJ, et al. N Engl J Med. 1997；336：243-50[1]，Metlay JP, et al. Ann Intern Med. 2003；138：109-18[6] より作成）

Chapter 2 ● 市中肺炎の重症度判定と入院適応

表4 CURB-65

項目	点数
Confusion（人・場所・時間の見当識障害）	1
Urea（尿素窒素）＞20 mg/dL	1
Respiratory rate（呼吸数）≧30/分	1
Blood pressure（血圧）（収縮期＜90 mmHg または拡張期≦60 mmHg）	1
Age（年齢）≧65 歳	1

（Lim WS, et al. Thorax. 2003；58：377-82[2]）より作成）

表5 CURB-65 のスコア別の死亡率と推奨される治療場所

CURB-65 のスコア	30 日死亡率	推奨される治療場所
0	0.7%	外来
1	2.1%	外来
2	9.2%	入院
3	14.5%	入院（ICU 検討）
4 または 5	37.5%	入院（ICU 検討）

（Lim WS, et al. Thorax. 2003；58：377-82[2]）より作成）

表6 CRB-65

項目	点数
Confusion（人・場所・時間の見当識障害）	1
Respiratory rate（呼吸数）≧30/分	1
Blood pressure（血圧）（収縮期＜90 mmHg または拡張期≦60 mmHg）	1
Age（年齢）≧65 歳	1

（Lim WS, et al. Thorax. 2003；58：377-82[2]）より作成）

いクリニック（プライマリケア医）で使用可能な CRB-65（BUN を抜いた 4項目で重症度を評価）も検討されており，死亡率の予測に有用であることが示されています **表6** **表7**[2, 8]．

2 ● 重症度判定ツール

表7 CUB-65 のスコア別の死亡率と推奨される対応

CRB-65 のスコア	30 日死亡率	推奨される治療場所
0	0〜1.2%	外来で治療
1	4.1〜5.3%	病院に紹介
2	12.2〜18.7%	病院に紹介
3〜4	31〜45%	緊急入院

(Lim WS, et al. Thorax. 2003；58：377-82[2])，Capelastegui A, et al. Eur Respir J. 2006；27：151-7[8]) より作成)

3) A-DROP[3]

　日本呼吸器学会の肺炎診療ガイドラインで推奨されているものです[4]．ほとんど CURB-65 と同様ですが，年齢の cut-off 値がやや高く設定されている点，呼吸数ではなく SpO_2 を使用している点が異なります **表8** **表9**．

表8 A-DROP

項目	点数
Age（年齢）男性≧70 歳，女性≧75 歳	1
Dehydration（脱水）BUN≧21 mg/dL または脱水あり	1
Respiration（呼吸）SpO_2≦90%または≦PaO_2 60 mmHg	1
Orientation（見当識）意識障害	1
Blood Pressure（血圧）収縮期血圧≦90 mmHg	1

(Shindo Y, et al. Respirology. 2008；13：731-5[3]) から作成)

表9 A-DROP のスコア別の死亡率と推奨される治療場所

CURB-65 のスコア	30 日死亡率	推奨される治療場所
0	0%	外来
1	0%	外来または入院
2	4.5%	入院または入院
3	15.9%	入院
4 または 5	34%	入院（ICU 検討）

(Shindo Y, et al. Respirology. 2008；13：731-5[3])，日本呼吸器学会成人肺炎診療ガイドライン 2017 作成委員会，編. 成人肺炎診療ガイドライン 2017，東京：メディカルレビュー社，2017[4]) から作成)

Chapter 2 ● 市中肺炎の重症度判定と入院適応

> **まとめ**
> ・ 肺炎の重症度判定ツールは，PSI，CURB-65，A-DROP がある
> ・ どのツールも，30 日死亡率の予測に有用である

3 ▶ 重症度判定ツールの有用性と使用上の注意点

1) 重症度判定ツールの有用性

　重症度判定を使用する最大の利点は，**外来で治療できる患者を抽出するのに有用であること**です[9]．これらのツールを入院場所の決定支援に使用した場合，軽症の肺炎と判定された患者（PSI class I から class III）において，安全に外来治療が可能であった患者が増加し，不必要な入院が減少した，と報告されています[10]．

　✓ **重症度判定ツールは，安全に外来治療できる患者の抽出に有用**

　肺炎患者を全員入院させて点滴抗菌薬で治療することは，肺炎そのものの治療においては，確実性が高い判断かもしれませんが，実際には入院治療そのもののデメリットも考慮すべきです．入院治療のデメリットを，**表10**にまとめました．不必要な入院を減らす意味で，軽症にみえる肺炎患者の重症度判定は重要であると考えられます．

表10 入院治療のデメリット

- せん妄（特に高齢者や認知症患者の場合），認知機能の低下
- 廃用症候群による日常生活動作（Activity of Daily Living：ADL）の低下
- 耐性菌による院内感染症のリスク
- 深部静脈血栓症のリスク
- コスト

　✓ **軽症にみえる肺炎患者に重症度判定ツールを使用して治療場所を検討すると，不要な入院が減る**

2）重症度判定ツールの使用上の注意点

有用な点がある一方で，使用するにあたって注意すべき点があります．入院が不要な患者を低リスク群として抽出できる利点がありますが，**低リスク群と判定される患者の一部は，外来治療が不適切なことがあります．**

この章の最初にも述べましたが，重症度判定ツールのみで治療場所を決定してはいけません．ここでは，重症度判定ツールの限界とともに，「重症度」以外の，入院適応の判断のために検討すべき事柄について説明します．

✓ 重症度判定ツールのみで外来治療・入院治療の判断はしてはいけない
✓ 入院が必要な患者を低リスク群と評価してしまうことがある

a．重症度判定ツールの限界─重症度を正しく判定できない場合

当然のことですが，どんな criteria も万能ではありません．正しく重症度を判定できないことがあります．

（1）「年齢」からうける影響が大きすぎる場合がある

一般的に高齢者の肺炎は，各臓器の予備能が低下しているため，若年者より入院の適応は低くなることが多いですが，高齢であることによって過剰に重症と判定してしまうことがあります．逆に，基礎疾患のない若年者では，重症化する可能性が高いと思われる患者（例えば，バイタルサインの異常が複数ある場合）を，軽症と判定してしまうことがあります．

> 症例 1 ▶
> 75 歳男性．前立腺癌でホルモン療法施行中，腫瘍の病勢は制御されている．5 日前からの咳と 2 日前からの 38℃の発熱で来院．食事と水分はしっかりととれている．見た目比較的元気，意識清明，体温 38℃，血圧 130/80 mmHg，脈拍 105/分，呼吸数 18/分，SpO_2 96%（室内気）．胸部単純 X 線写真で，右下肺野にわずかに浸潤影を認めた．

> 症例 2 ▶
> 45 歳男性．既往歴なし．5 日前に発熱と湿性咳嗽が出現し，徐々に悪

Chapter 2 ● 市中肺炎の重症度判定と入院適応

> 化したため来院．見た目はやや sick な印象，意識清明，血圧 100/50
> mmHg，脈拍 130/分，呼吸数 26 /分，SpO₂ 94%（室内気）．胸部単
> 純 X 線写真で，左下肺野の大葉性肺炎像を認めた．

　症例 1 の場合，外来治療できそうだな，と多くの人が感じると思います．
しかし，この患者さんは，PSI を用いて評価すると，男性かつ年齢の 75 点と
悪性腫瘍の 30 点で，合計 105 点となり，class IV と判定されます．高い死
亡率が予想され，入院治療が一般的には推奨されます．しかし，実際には，全
身状態がよければ，高齢者であっても外来で経口抗菌薬治療が可能なことも多
く，入院治療のデメリット 表10 を考慮すると，この症例は，同居する介護者
がいれば，外来通院治療がより適切だと思います．
　症例 2 は，パッと見て sick な印象があり，バイタルサインの異常もでてき
ており，今後重症化する懸念があるため，入院治療とすることが一般的だと思
います．しかし，PSI で点数をつけると，男性かつ年齢の 45 点，頻脈の 10
点で，合計 55 点，class II と判定されてしまいます．
　PSI では，「年齢」のポイントが，年齢（男性）または年齢－10（女性）と，
血圧低下 20 点，頻呼吸 20 点などより，かなり大きくなっており，やや臨床
的な実感との乖離があります．CURB-65 や A-DROP でも，「年齢」と「頻
呼吸」と「血圧低下」が同じポイントとなっており，どの重症度判定ツールに
も同様の問題点はあると思います．

✓ 高齢者肺炎の重症度を過大評価し，若年者で重症度を過小評価してしま
　う可能性がある

(2) ある一時点のバイタルサインや検査値の異常を取り上げている

　バイタルサインと検査値が，初診時に重症度判定の各項目の基準を満たさな
い場合でも，数時間後に状態が悪化して基準を満たすようになることはよくあ
ることです．上記の症例 2 の 45 歳の患者は，PSI や CURB-65 の cut-off 値
に満たないバイタルサインの異常が来院時点で複数あり，数時間後にはそれら
が悪化して，cut-off 値を超える可能性は十分に想定されます．このように，
「死亡と関連するリスク因子（重症度判定ツールの各項目）の異常が複数ある
が，それぞれが cut-off 値をわずかに下回っている場合」は，重症度を過小評

価してしまう可能性があります.

✓ バイタルサインや検査値は変動するものであり，一時点での評価は不十分かもしれない

（3）基礎疾患やその病態悪化をあまり考慮していない

PSI は，いくつかの基礎疾患（悪性腫瘍，慢性肝疾患，心不全，脳血管疾患，腎疾患）を含めて重症度を評価していますが，慢性閉塞性肺疾患（chronic obstructive pulmonary disease：COPD）や喘息などの慢性呼吸器疾患，脳血管疾患以外の神経筋疾患，免疫抑制薬の使用，などが含まれていません.

また，基礎疾患の悪化（慢性腎不全患者の急性腎障害の併発，COPD 急性増悪，喘息発作，慢性心不全の急性増悪）やそのリスクも加味していません.

CURB-65 と A-DROP に至っては，基礎疾患についての項目がそもそもありません.

症例3 ▶

58 歳男性．COPD で在宅酸素療法を行っている．5 日前から微熱と咳と労作時呼吸困難の悪化で来院．意識清明，体温 38.3℃，血圧 120/70 mmHg，呼吸数 24/分，SpO_2 88%（経鼻酸素 2 L/分），胸部聴診で呼気性喘鳴を聴取する．血液検査で，クレアチニン 0.7 mg/dL，BUN 18 mg/dL．血液ガス分析で，pH 7.36，PaO_2 55 mmHg（経鼻酸素 2 L/分吸入下）．胸部単純 X 線写真で，右中肺野に浸潤影.

症例 3 の場合，PSI では，年齢の 58 点と，低酸素血症の 10 点で，合計 68 点となり，class II と判定されます．また，CURB-65 では 0 点，A-DROP では 1 点となり，どの判定ツールを用いても，外来治療を検討する，という結果になります．しかし実際には，慢性呼吸不全の急性増悪が存在するため，入院を選択する医師がほとんどだと思います.

✓ 治療場所を決定する際は，重症度判定ツールに加えて，基礎疾患の状態を検討すべき

Chapter 2 ● 市中肺炎の重症度判定と入院適応

(4) 肺炎の合併症の考慮が不十分である

肺炎に伴う急性呼吸全，septic shock については，スコアに反映されますが，肺炎随伴性胸水，膿胸，肺化膿症などの肺炎の合併症は加味されていません．しかし，点滴抗菌薬とドレナージの必要性などがあるこれらの病態が存在する場合に，外来治療を選択することはなく，基本的に全例入院して治療します．

b. 「重症度」以外に検討すべきこと

想定される死亡率が低い場合であっても，服薬アドヒアランスがあまり期待できない場合は，入院が必要なことがあります 表11 .

表11 「重症度」以外に入院を考慮すべき状況

=服薬アドヒアランスが期待できない状況
内服・経口摂取困難（頻回嘔吐，嚥下障害）
社会的な問題が大きい（ホームレス，高齢者の独居，介護人なし）
認知症
薬物中毒
精神疾患

3) 実際は死亡低リスク群もそれなりに入院している

PSI の有用性を示した最初の研究[1]では，class I と判定された患者の 24%が入院し，class I と評価されて外来治療が選択された患者の 5.1%がその後入院となっています．class II の患者のうち，49%が入院し，当初外来で治療された患者の 8.2%がその後入院しています（ただし，外来治療群でその後入院となった患者で，死亡例は 1 例もありませんでした）．

PSI の有用性を検証した報告では，class I から III と評価された市中肺炎患者の 31%が実際には入院となりました[11].

別の報告では，class I または II の 19.1%が入院し，そのうち約 50%が 5日以上入院しました．低リスク群で，入院となった患者の特徴としては，女性，ADL が低い，心疾患または肺疾患などの基礎疾患がある，薬物中毒，精神疾患などの患者背景がありました．症状・身体所見では，頻呼吸，悪寒戦慄，呼吸困難，吐き気・下痢などがある場合に入院治療となる傾向がありました[12].

4 ● 各判定ツールの比較

✓ 実臨床では，低リスク群に分類されても，基礎疾患，経口摂取，服薬ア
　ドヒアランスの問題がある場合は入院対応となっていることが多い

4）死亡低リスク群と判定された患者の入院を検討する状況 表12

表12 死亡低リスク群と判定された患者の入院を検討する状況

- 肺炎の合併症がある場合
  肺炎随伴性胸水，膿胸，肺化膿症，急性呼吸不全，shock
- 基礎疾患の存在またはその悪化
  COPD 急性増悪，慢性腎不全患者の急性腎障害，心不全，神経筋疾患
- 重症度判定ツールの各項目の cut-off 値に近い複数のリスク因子が存在する場合
- 内服・経口摂取困難（頻回嘔吐，嚥下障害）
- 服薬アドヒアランスに不安がある場合
  社会的な問題が大きい（ホームレス，高齢者の独居，介護人なし）
  認知症
  薬物中毒
  精神疾患

（Metlay JP, et al. Ann Intern Med. 2003；138：109–18[6]，Mandell LA, et al. Clin Infect Dis.
2007；44 Suppl 2：S27–72[9]，Riley PD, et al. Crit Care Med. 2004；32：2398–402[13] から作成）

まとめ

- 重症度判定ツールは，外来治療可能患者の抽出に有用である
- ただし，入院が必要な患者を，低リスク群に分類してしまうことがある
- バイタルサインの推移，基礎疾患，肺炎の合併症の有無，服薬アドヒアラ
  ンスも踏まえて治療場所を決定する

4 ▶ 各判定ツールの比較—結局どのツールを使用するか

　報告によっては，PSI は CURB-65 より短期死亡率をより正確に推定し，
外来治療可能患者の抽出がやや正確であった，というものもありますが，あえ

Chapter 2 ● 市中肺炎の重症度判定と入院適応

て PSI の使用を推奨するほどのものではありません [14]．また，CURB-65 と A-DORP は，30 日死亡率を同程度に予測できることが日本の市中病院からの報告で示されています [3]．よって，どれを用いてもよい，というのが結論になります．

✓ どの重症度判定ツールを使用しても大差はない

また，これまで述べてきたように，どの重症度判定ツールも万能でなく，それらによる重症度評価に加えて，入院適応の判断には，基礎疾患の状態・肺炎の合併症・服薬アドヒアランスも検討しなくてはいけませんので，その点でも，どのツールを使用しても大差はないと思います．

なので，筆者は，利便性を重視して，もっともシンプルで覚えやすい CURB-65 を使用しています．PSI は，項目が多すぎて暗記するのが困難であること，血液ガス分析の結果が必要であり時間とコストがかかることから，日常診療にはあまりなじまないと思います．A-DROP は，性別によって年齢の cut-off 値が異なるため，CURB-65 より少し煩雑ですが，この使用に慣れている人はこれでもよいと思います．

✓ CURB-65 が一番使用しやすい（個人的な印象）

まとめ

- どの重症度判定ツールを使用しても大差はない
- どのツールを使用する場合も，基礎疾患・合併症・服薬アドヒアランスも検討する
- CURB-65 がもっともシンプルで使用しやすい

COLUMN

ICU 入室の基準

PSI の class IV 以上，CURB-65 の 3 点以上による，ICU での治療が必要

な患者を抽出する感度は不十分なことがわかっており，これらの重症度判定ツールのみで，ICU入室の必要性を検討することはありません[1,9,15]．

米国感染症学会の市中肺炎のガイドライン[9]では，重症市中肺炎基準のmajor criteriaのうち1つを満たす場合をICU入室して治療する必要（requirement）があるとしています．また，minor criteriaを3つ以上満たす場合に，ICUでの治療を推奨（recommendation）しています．なお，このガイドラインでは，非侵襲的換気療法（noninvasive ventilation：NIV）を使用している場合，minor criteriaの呼吸数またはPaO$_2$/FiO$_2$の代わりとしてよいとしていますが，市中肺炎でNIVを必要とする場合，ICUで診療することが一般的と思いますので[13]，本書ではNIVの使用はmajor criteriaに含めています 表13 ．

表13　重症肺炎の基準（ICU入室基準）

Major criteria
人工呼吸器管理（侵襲的人工呼吸またはNIV）が必要となる重度の呼吸不全
昇圧薬を必要とするseptic shock

Minor criteria
呼吸数≧30
PaO$_2$/FiO$_2$（動脈血酸素分圧/吸入酸素濃度）≦250
複数の肺葉にわたる浸潤影
新規発症の見当識障害（人・場所・時間）
BUN≧20 mg/dL
白血球＜4000/mm^3
血小板＜10万/mm^3
深部体温＜36℃
大量補液が必要な血圧低下

（Mandell LA, et al. Clin Infect Dis. 2007；44 Suppl 2：S27-72[9]，Riley PD, et al. Crit Care Med. 2004；32：2398-402[13]をもとに改変・作成）

Chapter 2 ● 市中肺炎の重症度判定と入院適応

5 ▶ 入院適応の決定 [6, 9]

1．CURB-65 を用いて重症度を判定し予後を予測する

　繰り返し述べているように，重症度判定ツールのみで，治療場所を決定することはありません．これらのツールの使用によって，低リスク患者を抽出して，不要な入院を減らすことが可能とされていますが，低リスク患者と評価された患者の中には，入院治療が必要な人がいます．

　✓ 重症度判定で「低リスク群」≠外来治療可能

2．基礎疾患の状態，肺炎の合併症を検討する

　慢性呼吸器疾患，心不全，腎疾患，神経筋疾患などの基礎疾患の状態を評価し，基礎疾患の悪化の有無やその後の状態悪化のリスクを見積もります．また，肺炎による合併症（肺炎随伴性胸水，膿胸，肺化膿症）が併発している場合は，一見状態がよくても，入院治療とします．

3．服薬アドヒアランスについて評価する

　吐き気・嘔吐や嚥下障害によって，内服・経口摂取が困難な場合は，入院して治療が必要です．また，社会的な問題の存在（ホームレス，高齢者の独居，介護人なし），認知症，薬物中毒患者，精神疾患の既往がある場合は，服薬アドヒアランスがあまり期待できないため，入院して治療する閾値が低くなります．

4．上記 3 点を検討して，外来治療または入院治療を選択する

まとめ

以下の 3 点を検討して，入院の適応を判断する
- 重症度判定
- 基礎疾患の状態，肺炎の合併症の有無
- 服薬アドヒアランス

5 ● 入院適応の決定

参考文献

1) Fine MJ, Auble TE, Yealy DM, et al. A prediction rule to identify low-risk patients with community-acquired pneumonia. N Engl J Med. 1997; 336: 243-50.
2) Lim WS, van der Eerden MM, Laing R, et al. Defining community acquired pneumonia severity on presentation to hospital: an international derivation and validation study. Thorax. 2003; 58: 377-82.
3) Shindo Y, Sato S, Maruyama E, et al. Comparison of severity scoring systems A-DROP and CURB-65 for community-acquired pneumonia. Respirology. 2008; 13: 731-5.
4) 日本呼吸器学会成人肺炎診療ガイドライン2017作成委員会，編. 成人肺炎診療ガイドライン2017. 東京: メディカルレビュー社; 2017.
5) Singer M, Deutschman CS, Seymour CW, et al. The third international consensus definitions for sepsis and septic shock (Sepsis-3). JAMA. 2016; 315: 801-10.
6) Metlay JP, Fine MJ. Testing strategies in the initial management of patients with community-acquired pneumonia. Ann Intern Med. 2003; 138: 109-18.
7) Howell MD, Donnino MW, Talmor D, et al. Performance of severity of illness scoring systems in emergency department patients with infection. Acad Emerg Med. 2007; 14: 709-14.
8) Capelastegui A, Espana PP, Quintana JM, et al. Validation of a predictive rule for the management of community-acquired pneumonia. Eur Respir J. 2006; 27: 151-7.
9) Mandell LA, Wunderink RG, Anzueto A, et al. Infectious Diseases Society of America/American Thoracic Society consensus guidelines on the management of community-acquired pneumonia in adults. Clin Infect Dis. 2007; 44 Suppl 2: S27-72.
10) Yealy DM, Auble TE, Stone RA, et al. Effect of increasing the intensity of implementing pneumonia guidelines: a randomized, controlled trial. Ann Intern Med. 2005; 143: 881-94.
11) Marrie TJ, Lau CY, Wheeler SL, et al. A controlled trial of a critical pathway for treatment of community-acquired pneumonia. CAPITAL Study Investigators. Community-Acquired Pneumonia Intervention Trial Assessing Levofloxacin. JAMA. 2000; 283: 749-55.
12) Marrie TJ, Huang JQ. Low-risk patients admitted with community-acquired pneumonia. Am J Med. 2005; 118: 1357-63.
13) Riley PD, Aronsky D, Dean NC. Validation of the 2001 American Thoracic Society criteria for severe community-acquired pneumonia. Crit Care Med. 2004; 32: 2398-402.
14) Aujesky D, Auble TE, Yealy DM, et al. Prospective comparison of three validated prediction rules for prognosis in community-acquired pneumonia. Am J Med. 2005; 118: 384-92.
15) Abers MS, Musher DM. Clinical prediction rules in community-acquired pneumonia: lies, damn lies and statistics. QJM. 2014; 107: 595-6.

Chapter 3

原因微生物を考える Part 1

1 ▶ 導入—原因微生物を考える

　市中肺炎と診断したら，微生物学的検査を提出して，とりあえずセフトリアキソン＋アジスロマイシンを開始して，培養結果みて de-escalation する，という治療を漫然と繰り返していませんか？

　実際，米国のガイドライン[1] は，一部の例外の除き，初期治療はセフトリアキソンとアジスロマイシンの併用治療またはレボフロキサシン単剤治療を推奨しています．全例で非定型肺炎をカバーしていますし，喀痰グラム染色をまったく参考にしていません．一般的な市中肺炎の細菌をすべてカバーする broad spectrum な抗菌薬が初期治療に推奨されていて，本当にこれでよいのでしょうか？

　実際，これでほとんどの患者さんは改善するので，治療効果という観点からは問題ないといえば問題ないですし，いろいろ検討した上で同じ治療薬を選択することはあります．しかし，薬剤耐性菌が問題となっている現在において，不要な広域抗菌薬や併用薬を減らすことはとても重要です．

　より的確で narrow spectrum の抗菌薬を初期治療から選択するためには，原因微生物の推定が必須です．第 3 章と第 4 章では，治療開始前にどのように原因微生物を推定して，治療に活かしていくかについて説明していきます．ポイントは 6 項目あり 表1 ，そのうち 5 つを第 3 章で，もっとも重要な喀痰のグラム染色を第 4 章で取り上げます．

2 ● 疫学から考える

表1 原因微生物を推定する（初期治療を決める）要素

- 疫学
- 患者背景
- 重症度
- 細菌性肺炎と非定型肺炎の鑑別
- 尿中抗原
- 喀痰のグラム染色

2 ▶ 疫学から考える

　一般的に，市中肺炎の原因微生物は，肺炎球菌（*Streptococcus pneumoniae*: *S. pneumoniae*）がもっとも多く，その他，インフルエンザ桿菌（*Haemophilus influenzae*: *H. influenzae*），モラキセラ（*Moraxella catarrhalis*: *M. catarrhalis*），非定型肺炎の原因となるマイコプラズマ（*Mycoplasma pneumoniae*: *M. pneumoniae*）・クラミジア（*Chlamydia pneumoniae*: *C. pneumoniae*）が多いとされています[1].

　日本で行われた疫学研究における各微生物の占める割合を示します**表2**.

　どの報告でも，およそ半数の症例で原因微生物が判明しませんが，判明する症例においては，肺炎球菌が30〜40％を占めて最多です．つづいて，インフルエンザ桿菌，マイコプラズマ，モラキセラ，クラミジアが多く，米国のガイドライン[1]の記載と一致しています．

✓ 肺炎球菌が最多，次いで，インフルエンザ桿菌，マイコプラズマが多い

　肺炎桿菌（*Klebsiella pneumoniae*: *K. pneumoniae*）などの腸内細菌科は，ひとつの報告[2]では15.7％と高い割合を示しましたが，一般的に3％程度で頻度はそれほど多くはありません[5].

✓ 腸内細菌科細菌による市中肺炎は少ない

　緑膿菌による市中肺炎は稀です．後述しますが，緑膿菌感染症のリスク因子を持っていない患者の市中肺炎の治療では，基本的に緑膿菌をカバーする必要はありません．

Chapter 3 ● 原因微生物を考える Part 1

表2 市中肺炎（全体）の原因微生物（日本）

原因微生物	占める割合（%）
Streptococcus pneumoniae	12.7〜23.8
Haemophilus influenzae	4.4〜12.3
Moraxella catarrhalis	1〜7.0
Mycoplasma pneumoniae	1.2〜10.2
Chlamydia pneumoniae	2.6〜3.7
Legionella pneumophila	0.8〜5.1
腸内細菌科細菌 　（主に *Klebsiella pneumoniae*）	2.5〜15.7
Pseudomonas aeruginosa	1.7〜3.7
Staphylococcus aureus	0〜10
複数菌	9.2 　※ 63%に *S. pneumoniae* が含まれる
不明	42〜46

（Shindo Y, et al. Am J Respir Crit Care Med. 2013；188：985–95[2]，Ishiguro T, et al. Intern Med. 2013；52：317–24[3]，Fukuyama H, et al. J Infect Chemother. 2013；19：719–26[4] から作成）

✓ 緑膿菌による市中肺炎は稀である

　黄色ブドウ球菌（*Staphylococcus aureus*：*S. aureus*）は，一般論として，肺炎の原因となりにくい菌ですが，1つの報告では10%を占めていました[2]．10%という数字は明らかに臨床的実感と乖離していますので，おそらく気道の保菌もカウントしているものと思われます．

✓ 黄色ブドウ球菌による市中肺炎も稀である

　実際の臨床でも，喀痰培養から複数の菌が検出されることは多いと思いますが，過去の文献でも約10%と報告されており，その大部分に肺炎球菌が関与しています[3]．

3 ● 患者背景から考える

✓ 複数菌による市中肺炎では，肺炎球菌が関与している可能性が高い

文献によって，各原因微生物の占める割合は多少異なりますが，海外からの市中肺炎の研究でも，日本の研究と同様の結果が報告されています[6].

まとめ

市中肺炎の原因微生物は……
- 肺炎球菌が最多である
- その他，インフルエンザ桿菌，*Moraxella catarrhalis*，*Mycoplasma pneumoniae*，*Chlamydia pneumoniae* が多い
- 複数菌感染のこともあるが，その場合肺炎球菌が関与することが多い
- 腸内細菌科細菌，緑膿菌，黄色ブドウ球菌の頻度は少ない（ルーチンに経験的治療でカバーする必要はない）

3 ▶ 患者背景から考える

特定の患者背景（基礎疾患など）は，原因微生物の推定に有用です 表3.
この 表3 からわかることは，どんな時も肺炎球菌を考える必要がある（いろいろな項目で肺炎球菌が登場しています），ということと，**ある特定の情報が原因微生物推定に有用なことがある**，ということです.

前述した市中肺炎の主要な原因微生物である肺炎球菌，インフルエンザ桿菌，*M. catarrhalis* は，その感染を「特に」示唆する患者背景はなく，そもそも頻度が高いですので，どんな患者さんの市中肺炎でも考慮する必要があります.

一方，非定型肺炎の原因微生物と，比較的稀な微生物の推定を行う場合，それを示唆する患者背景について確認することは，原因生物の推定と初期治療の決定において重要な役割を果たします.特に有用と思われるものは，

✓ 温泉・土壌への曝露 → *Legionella pneumophila*

Chapter 3 ● 原因微生物を考える Part 1

表3 患者背景と想定される微生物

患者背景	想定される微生物
アルコール依存	肺炎球菌，*K. pneumoniae*，口腔内常在菌，*Acinetobacter* spp.
COPD・喫煙	インフルエンザ桿菌，肺炎球菌，緑膿菌，*M. catarrhalis*
誤嚥	腸内細菌科細菌，口腔内嫌気性菌
鳥への曝露	*Chlamydia psittaci*
土壌への曝露，温泉	*Legionella pneumophila*
インフルエンザ流行地域	インフルエンザウイルス，肺炎球菌，黄色ブドウ球菌，インフルエンザ桿菌
学校などでのマイコプラズマ肺炎の流行	*Mycoplasma pneumoniae*
気管支拡張症などの肺の構造異常	緑膿菌，黄色ブドウ球菌，*Burkholderia cepacia*
静注薬物使用者	黄色ブドウ球菌，嫌気性菌，結核菌，肺炎球菌
気管支の閉塞	嫌気性菌，肺炎球菌，インフルエンザ桿菌，黄色ブドウ球菌

（Mandell LA, et al. Clin Infect Dis. 2007；44 Suppl 2：S27–72[1] を参考に作成）

✓ 鳥への曝露 → *Chlamydia psittaci*（オウム病の原因微生物）
✓ Sick contact → *Mycoplasma pneumoniae*，インフルエンザ
✓ 肺の構造異常をきたす疾患 → 緑膿菌

の4点です．これらの微生物は，一般的な肺炎の原因となる微生物（肺炎球菌やインフルエンザ桿菌）と治療薬の選択が異なり，初期治療として最もよく使用される第3世代セフェム系抗菌薬が無効な微生物です．そのため，市中肺炎と診断した場合は，全例でこれらの患者背景を確認し，各微生物の関与の可能性をそれぞれ検討する習慣をつけましょう．

3 ● 患者背景から考える

まとめ

- 患者背景に関係なく，肺炎球菌・インフルエンザ桿菌・*M. catarrhalis* は考慮する
- 鳥への曝露，温泉旅行，土壌への曝露，sick contact，慢性肺疾患の既往について，問診をする際に必ず確認する

COLUMN

インフルエンザ後の肺炎

インフルエンザの合併症である肺炎は，3つに分類されます.

1. インフルエンザウイルスによる肺炎（primary influenza pneumonia）
2. インフルエンザ後の2次性細菌性肺炎（secondary bacterial pneumonia）
3. 上記2つが併発した状態（mixed viral and bacterial pneumonia）

インフルエンザウイルスによる肺炎は，非常に重篤な経過をたどりますが，頻度としては少ない病態です. 2つ目のインフルエンザ後の2次性肺炎は比較的多い病態で，若年のインフルエンザ罹患者の0.5%，高齢者の2.5%で発症すると報告されています[7].

どの急性期病院でも，毎年冬のインフルエンザシーズンに，多くのインフルエンザ患者さんが入院しますが，その多くは2次性の細菌性肺炎を併発して入院となっていると思います.

このインフルエンザ後の2次性細菌性肺炎の原因微生物は，やはり**肺炎球菌が最多**ですが，**黄色ブドウ球菌の割合が特に増加する**ことが報告されていています. 原因微生物が同定された肺炎症例の19.4%が黄色ブドウ球菌による単独感染であった報告があります[8]. これは，初期治療の選択において，とても重要な情報です. 典型的な症例では，喀痰のグラム染色で，たくさんのクラスターを形成するグラム陽性球菌が観察されます.

Chapter 3 ● 原因微生物を考える Part 1

✓ インフルエンザ後の肺炎では黄色ブドウ球菌による肺炎が増加する
✓ その診断には，喀痰のグラム染色が有用

　その他，A 群レンサ球菌の割合が増加すること，インフルエンザ桿菌の割合が多いことも知られています[9, 10].

まとめ

インフルエンザ後の 2 次性細菌性肺炎の原因微生物で多いものは……
- 肺炎球菌（最多）
- 黄色ブドウ球菌（重要）
- A 群レンサ球菌
- インフルエンザ桿菌

---

4 ▶ 重症度から考える

1）過去の報告からわかること

　スペインからの報告ですが，治療場所または重症度によって，各微生物の占める割合が異なることを示した研究があります[6]. 1996 年から 2008 年にかけて，バルセロナにある Hospital Clinic で市中肺炎と診断されたすべての成人患者を前向きに調査したものです．42% で原因微生物が判明し，多い順に，肺炎球菌，複数菌（大部分に肺炎球菌が関与），ウイルス，*Legionella pneumophila*，インフルエンザ桿菌，*Mycoplasma pneumoniae* でした．多少の違いはありますが，概ね日本の data と似ています．まず，治療場所別の主な原因微生物について示します表4.

　治療場所別と同様の傾向が，重症度別（PSI または CURB-65 を使用）の主な原因微生物の割合でもみられました．どの重症度であっても，肺炎球菌が最多です．軽症の場合，*Mycoplasma pneumoniae* の占める割合が重症群よりも大きく（1% vs 7〜8%），重症の場合，緑膿菌（7〜8% vs 1%）と腸内細菌科細菌（4% vs 1%）は，軽症群より多い傾向を示しました．

4 ● 重症度から考える

表4 治療場所別の主な原因微生物（原因微生物が判明した症例に占める割合）

治療場所	主要な原因微生物
外来	肺炎球菌が最多（35%），*Mycoplasma pneumoniae*（17%）
一般病棟	肺炎球菌が最多（43%），*Legionella pneumophila*（8%），緑膿菌（4%）
集中治療室	肺炎球菌が最多（42%），*Legionella pneumophila*（8%），緑膿菌（4%）

（Cilloniz C, et al. Thorax. 2011；66：340-6[6]）から作成）

✓ 軽症/外来 → 肺炎球菌，*Mycoplasma pneumoniae*
✓ 重症/入院 → 肺炎球菌，*Legionella pneumophila*，ときに緑膿菌と腸内細菌科細菌

ICU に入院した市中肺炎のみを対象とした別の大規模な観察研究（スペイン）では，多い順に，肺炎球菌，*Legionella pneumophila*，*H. influenzae*，黄色ブドウ球菌，緑膿菌，*Pneumocystis jirovecii* という結果で，同様の傾向がみられました[11]．

2）重症市中肺炎の時に考慮すべき微生物

今まで述べてきた頻度の観点から，重症市中肺炎では必ず**肺炎球菌**図1a, b，図2a, b, c と *Legionella pneumophila* 図3 図4 を考慮します[1]．

✓ 重症市中肺炎では，必ず肺炎球菌と *Legionella pneumophila* を考慮

その他の微生物は，どれも頻度は多くないため，その他のリスク因子や特徴的な画像所見があった場合に考慮します．例えば，インフルエンザシーズンや壊死性肺炎の場合は，黄色ブドウ球菌を考えます 図5a, b，図6．細胞性免疫不全のある患者の両側肺スリガラス影を呈する肺炎の場合は，ニューモシスチス肺炎 図7a, b，図8 も考えます．ステロイド治療や気管支拡張症の既往のある患者の肺炎では，緑膿菌を考慮します（後述）．

JCOPY 498-13042

71

Chapter 3 ● 原因微生物を考える Part 1

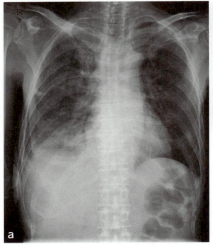

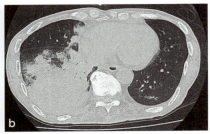

図1 70歳代男性の重症肺炎球菌性肺炎
a：胸部単純X線写真，右中下肺野浸潤影．
b：胸部単純CT，右下葉に浸潤影．

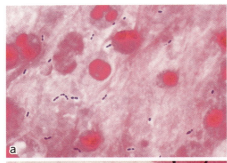

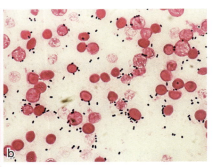

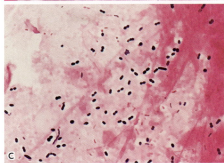

図2 グラム染色所見
a：喀痰のグラム染色でグラム陽性双球菌がみられる．
b：血液培養ボトル液のグラム染色で，グラム陽性双球菌がみられる．
c：別の市中肺炎の症例の喀痰グラム染色．グラム陽性双球菌とグラム陰性桿菌がみられる．培養結果は，肺炎球菌，*Prevotella* spp.，*Enterobacter aerogenes*. 複数菌感染のこともある．

4 ● 重症度から考える

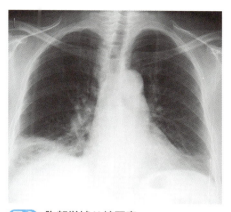

図3 胸部単純X線写真
70歳代女性．高熱，意識障害，低酸素血症，血圧低下で来院．

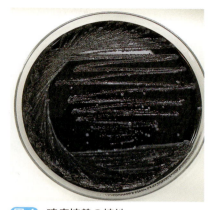

図4 喀痰培養の培地
WYO寒天培地上に白色のコロニーが発育．Legionella pneumophila と同定された．

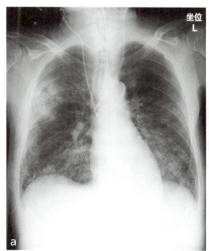

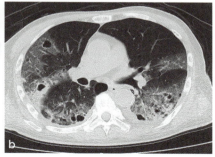

図5 70歳代のMRSA肺炎の症例
a：胸部単純X線写真，右上中肺野と両側下肺野に浸潤影，右上肺野に空洞性病変．
b：胸部単純CT，両側肺に広範囲の浸潤影と多発空洞性病変．

Chapter 3 ● 原因微生物を考える Part 1

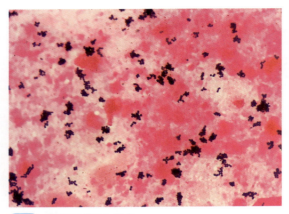

図6 喀痰のグラム染色
cluster を形成するグラム陽性球菌が多数みられる．培養でMRSA と同定された．

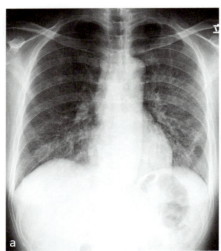
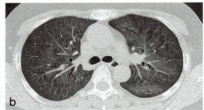

図7 30 歳代女性
HIV 感染症の治療を drop-out していた．呼吸困難で来院．CD4 リンパ球数 50/μL．
a：胸部単純 X 線写真，両側びまん性スリガラス影．
b：胸部単純 CT，胸膜直下を spare するびまん性スリガラス影．

5 ● 非定型肺炎と細菌性肺炎の鑑別

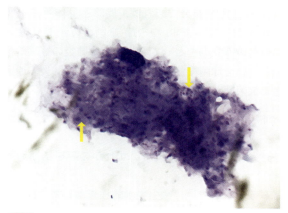

図8 BALF（気管支肺胞洗浄液）を Diff-Quick 法で染色したところ *Pneumocystis jirovecii* の栄養体が多数観察できた（矢印）．

> **まとめ**
>
> 重症市中肺炎では……
> ・必ず肺炎球菌（最多）と *Legionella pneumophila* を考える
> ・その他の情報（現病歴，既往歴，画像所見など）を踏まえて，以下を考慮する
> 　黄色ブドウ球菌
> 　インフルエンザウイルス
> 　*Pneumocystis jirovecii*
> 　緑膿菌
> 　腸内細菌科細菌

5 ▶ 非定型肺炎と細菌性肺炎の鑑別

　「微生物学的検査を行わずに非定型肺炎と通常の細菌性肺炎が鑑別できるかどうか」，ですが，考え方は国によって異なります．日本の肺炎ガイドライ

Chapter 3 ● 原因微生物を考える Part 1

ン[5, 12]は，典型的な非定型肺炎であれば，問診と身体所見と血算の結果で鑑別可能という立場を取っています．一方，米国のガイドライン[1]は，臨床的には区別できないという立場をとっており，市中肺炎の経験的治療は，どんな重症度であっても，肺炎球菌などの一般細菌と非定型肺炎の原因微生物のどちらもカバーできる抗菌薬が推奨されています．

✓ 日本のガイドラインの立場：微生物学的検査なしで，鑑別できることがある
　→ 細菌性肺炎または非定型肺炎のいずれかのみを初期治療対象とすることがある
✓ 米国のガイドラインの立場：微生物学的検査なしで，鑑別はできない
　→ 常に細菌性肺炎と非定型肺炎の両方をカバーできる治療を行う

1）細菌性肺炎と非定型肺炎の微生物学的検査以外の鑑別方法とその精度

　日本のガイドラインでは，表5 の6項目のうち4項目以上を満たした場合に，非定型肺炎の可能性が高く，その治療を推奨しています．ここでいう「非定型肺炎」は，マイコプラズマ肺炎とクラミジア肺炎を指しており，レジオネラ肺炎とオウム病は含まれていません．

表5 **市中肺炎における細菌性肺炎と非定型肺炎の鑑別項目と鑑別基準**

鑑別に用いる項目
- 年齢60歳未満
- 基礎疾患がない，あるいは，軽微
- 頑固な咳がある
- 胸部聴診上所見が乏しい
- 痰がない，あるいは，迅速診断法で原因菌が証明されない（グラム染色陰性など）
- 末梢血白血球数 10,000/mm³ 未満である

鑑別基準
　6項目中4項目以上を満たす場合 → 非定型肺炎疑い
　6項目中3項目以下しか満たさない場合 → 細菌性肺炎疑い

（日本呼吸器学会成人肺炎診療ガイドライン2017作成委員会，編．成人肺炎診療ガイドライン2017．東京：メディカルレビュー社；2017[5]，Mikasa K, et al. J Infect Chemother. 2016; 22: S1-S65[12] から作成）

a. 鑑別基準の感度・特異度

　感度・特異度は，複数の研究で検討されています．非定型肺炎診断の感度は77.0％，特異度93.0％，5項目以上を満たす場合は特異度99％と報告されています[13, 14]．特異度が非常に高いため，条件を満たした場合，非定型肺炎の可能性がかなり高いと考えられます（rule-inに使用可能です）．一方，感度はそれほど高くないため，これらの項目を満たさないからといって，非定型肺炎の可能性を除外することは困難です．そのため，このcriteriaを満たさなかった場合，この基準の結果のみで，初期治療で非定型肺炎のカバーをはずして，βラクタム薬のみで治療するという判断は難しいと思います．基準を満たさない症例については，その他の非定型肺炎を示す症状や，喀痰のグラム染色所見を踏まえて，どこまでの細菌をカバーするか決定します．

　✓ 感度は80％程度で不十分だが，特異度は90％以上でrule-inに使える

b. 鑑別基準の問題点

　非定型肺炎のうち，マイコプラズマ肺炎に対する感度は比較的高いのですが（83～86％），クラミジア肺炎に対する感度は63％と低いことには注意が必要です[14]．また，60歳以上の高齢者の場合，感度は39％まで低下することもわかっています[15]．また，重症化したマイコプラズマ肺炎の場合は，一般細菌による肺炎と似た経過をたどり，いわゆるマイコプラズマ肺炎の特徴を示しませんので，この基準を使用して鑑別することは困難と考えられています[16]．

　✓ クラミジア肺炎・高齢者・重症肺炎では，鑑別基準の有用性は低い

c. 鑑別基準の臨床現場での利用法

　「若年者の重症でない肺炎」において，この鑑別基準を使用すると，典型的なマイコプラズマ肺炎を高い精度で臨床診断することが可能です．診断を確定させるために，喀痰または咽頭ぬぐい液の核酸増幅検査（Loop-mediated isothermal amplification法：LAMP法）は必要ですが，「若年者の非重症肺炎かつ鑑別基準を満たす」状況であれば，微生物学的診断前の経験的治療において，マイコプラズマのみを標的とした治療が可能と考えます．

Chapter 3 ● 原因微生物を考える Part 1

✓ **典型的な若年者のマイコプラズマ肺炎の診断に有用である**

　高齢者，重症肺炎などのそれ以外の状況では，有用性は示されておらず，参考程度に留めておいたほうがよいと考えます．非定型肺炎らしいかどうかは，そのほかの問診内容（他の症状・既往歴・曝露歴など）とグラム染色所見と重症度を含めて，総合的に判断します．

まとめ

- 典型的なマイコプラズマ肺炎は，**表5**の基準で，細菌性肺炎と鑑別できる
- 高齢者・重症例では，**表5**の基準の有用性は低い

COLUMN

「非定型肺炎」と一括りにはできない

　非定型肺炎には，マイコプラズマ肺炎，クラミジア肺炎，レジオネラ肺炎，オウム病が含まれますが，4つの細菌はかなり異なった臨床症状を呈し[17]，第1選択薬も異なります．そのため「"非定型肺炎"を疑っています」「"非定型肺炎"の可能性を考えて，○○で治療しています」という発言は適切ではありません．「マイコプラズマ肺炎」や「レジオネラ肺炎」という固有名詞を使用する習慣をつけるとよいと思います．

✓ **非定型肺炎と言ってもさまざま，一括りにせずに各微生物名を意識して診療する**

1) マイコプラズマ肺炎

　Mycoplasma pneumoniae は，主に上気道感染症と急性気管支炎を起こし，肺炎の頻度はそれほど多くないとされています[18]．また，肺炎を発症した場合も，多くの場合軽症です．

　緩徐に発症する微熱・乾性咳嗽・感冒症状で発症し，**中耳炎・咽頭炎・鼻炎**

5 ● 非定型肺炎と細菌性肺炎の鑑別

症状を伴うことがあります．**頑固な咳**が特徴で，経過中に湿性咳嗽となることもあります [17, 19, 20]．

✓ **マイコプラズマ肺炎は，緩徐に発症する比較的軽症の肺炎で，頑固な咳と咽頭炎・鼻炎症状などの上気道症状を伴うことが特徴**

確定診断は，以前は抗体検査でペア血清を測定していましたが，現在では，迅速性があり，1回の検査で診断可能なLAMP法（喀痰または咽頭ぬぐい液）[21-24]を用いた遺伝子診断を行うことが多いです．
治療は，アジスロマイシン（500 mg 1日1回3日間）またはドキシサイクリン（1回100 mg 1日2回7～14日間）です [12, 19]．ドキシサイクリンの代わりにミノサイクリンも使用可能です．フルオロキノロン系抗菌薬も効果はありますが，使用することはほとんどありません．アジスロマイシン以外の抗菌薬の投与期間は，臨床的効果をみて決定します 表6．

✓ **治療は，アジスロマイシン3日間**

表6 マイコプラズマ肺炎の治療

抗菌薬	投与量（正常腎機能の場合）	投与期間	投与経路
アジスロマイシン	1回500 mg 1日1回	3日間	内服・点滴静注
ドキシサイクリン	1回100 mg 1日2回	7～14日間	内服
ミノサイクリン	1回100 mg 1日2回	7～14日間	内服・点滴静注

2）クラミジア肺炎

発熱・咳・痰で来院し，多くの場合軽症です．一般的に，臨床症状から通常の市中肺炎と区別することは難しいと考えられています．ただし，以下の4点は，通常の細菌性肺炎の経過とは異なるため，疑うきっかけとなります [25, 26]．

- 咽頭炎，副鼻腔炎，中耳炎を併発することがある
- 頭痛を呈することが多い
- 緩徐発症であることが多い

Chapter 3 ● 原因微生物を考える Part 1

- 肺炎発症の数週間前に気道症状が存在する二相性の経過をたどることがある

✓ クラミジア肺炎は，上気道症状と頭痛がある軽症肺炎の場合に考慮する

　確定診断は，抗体検査で行いますが，その診断精度は低いと考えられています[27]．世界的には，MIF（micro-immunofluorescence）法が標準法とされていますが，日本で検査可能な抗体検査は，ELISA法です．

　ELISA法のIgM高値は，健常人でも一定数が上昇していることがあり，上昇していても急性感染症を必ずしも意味しませんので，IgM単独での診断能は低いと考えられます[28]．ペア血清を採取する場合，急性期血清を発症から3週間以降で採取し，その後4週間後に回復期血清を採取することが推奨されています[29]．検査の最適なタイミングが治療開始して改善した後であり，実臨床での有用性はかなり限定的です．核酸増幅検査が将来有望と思われますが[30]，現時点で，日本で利用可能なものはありません．

✓ 抗体検査の有用性は限定的であり，核酸増幅検査に期待

　上記のように信頼できる確定診断検査がないため，臨床的にその可能性を考えたら検査を行わずに治療を行う，という方針が現実的だと思います．ちなみに，米国のガイドライン[1]では，市中肺炎の治療において「全例」非定型肺炎のカバーを推奨していることと，そもそも軽症肺炎での原因微生物検索を"optional"としていますので，その流れに沿って診療した場合，あえてクラミジア肺炎の診断をつける必要はないということになります．

✓ クラミジア肺炎を疑った場合は，検査せずに治療を行うことを検討する

　話はさらに難しくなってしまうのですが，*Chlamydia pneumoniae*は，一般細菌との混合感染[26]の報告があり，他の原因菌が確定していても除外できません．つまり，「他の細菌による肺炎」と診断がついていても，クラミジア肺炎の治療が必要ない，とは言い切れません．

　一方で，無症候性感染[31,32]が多いことから，検査で検出されても，全例で治療する必要はないと考えられています．しかし，どのような状況で治療すべきかはっきりしていないため，結局は，現実的には疑ったら治療，という方針

5 ● 非定型肺炎と細菌性肺炎の鑑別

になると思います.

✔ いろいろあるけど，やっぱり疑ったら治療がよい

治療は，アジスロマイシン（500 mg 1 日 1 回 3 日間）です．代替薬として，ドキシサイクリンまたはミノサイクリン（いずれも 1 回 100 mg 1 日 2 回 7～14 日間）が使用可能です 表7 [1, 12].

✔ 治療は，アジスロマイシン 3 日間

表7 クラミジア肺炎の治療

抗菌薬	投与量（正常腎機能の場合）	投与期間	投与経路
アジスロマイシン	1 回 500 mg 1 日 1 回	3 日間	内服・点滴静注
ドキシサイクリン	1 回 100 mg 1 日 2 回	7～14 日間	内服
ミノサイクリン	1 回 100 mg 1 日 2 回	7～14 日間	内服・点滴静注

3）オウム病

Chlamydia psittaci による稀な疾患です．感染したトリ（オウム，インコ，ハト，ニワトリ，ガチョウ，フィンチ，七面鳥など）の糞・尿・気道分泌物を含む粉塵を吸入することによって感染します．潜伏期間は 5～14 日です．つまり 2 週間以内のトリ（必ずしもオウムとは限りません）への曝露歴が重要です．

✔ 発症前 2 週間以内に，トリやトリの糞尿への曝露があったか確認する

臨床症状は，通常の細菌性肺炎やマイコプラズマ肺炎と異なっています．急激に発症する高熱，**強い頭痛，軽度の乾性咳嗽**，筋肉痛が特徴的です [17, 33, 34]．非常に強い頭痛のため，髄膜炎が鑑別となり，髄液検査が施行されてしまうほどの症例もあります．気道症状は通常軽度で，病初期にはみられず，経過中に出現することが多いとされています．18％では気道症状は認められません．**消化器症状（吐き気・下痢・嘔吐）や意識障害**を呈することもあります [34]．

Chapter 3 ● 原因微生物を考える Part 1

✓ **オウム病は，トリへの曝露，高熱，強い頭痛，軽度の気道症状，消化器症状，が特徴**

確定診断は，抗体検査で行います．CF（complement fixation）法と MIF（micro-immunofluorescence）法があり，後者のほうが感度・特異度が優れていますが，日本では前者のみ商業ベースで測定可能です．2週間以上の間隔をあけて採取したペア血清で4倍以上の上昇かつ値が32以上となれば，診断が確定します[27]．

✓ **診断は，抗体検査（ペア血清）**

治療は，ドキシサイクリン（1回 100 mg 1日2回，10〜14日間）が第1選択です．ドキシサイクリンが使用できない場合の代替薬として，アジスロマイシンが使用可能です．典型的には，治療開始 48 時間以内に解熱します 表8 [17,33]．

✓ **治療は，ドキシサイクリンで行う**

表8 **オウム病の治療**

抗菌薬	投与量（正常腎機能の場合）	投与期間	投与経路
ドキシサイクリン	1回 100 mg 1日2回	10〜14日間	内服
ミノサイクリン	1回 100 mg 1日2回	10〜14日間	内服・点滴静注
アジスロマイシン	1回 500 mg 1日1回	3〜7日間	内服・点滴静注

4）レジオネラ肺炎

Legionella 属の細菌は，土壌や河川・湖沼に生息する環境細菌です．自然水系や空調設備の冷却塔水・循環式浴槽水などの人工水系から発生したレジオネラを含むエアロゾルを吸入することによって経気道感染を起こします．潜伏期間は2〜14日であり，**過去2週間の曝露歴の聴取が重要**です．

重症肺炎の重要な原因微生物のひとつであり，**高熱と消化器症状（下痢・吐き気・嘔吐・腹痛）が強く，神経症状（頭痛や意識障害，神経局所徴候）**がみ

82

5 ● 非定型肺炎と細菌性肺炎の鑑別

られることもあります．発症初期は呼吸器症状に乏しく，咳と痰は軽度なことが多いです．筋肉痛，倦怠感，比較的徐脈もみられます[35, 36]．

血液・尿検査も特徴的な傾向を示します．**低Na血症，低リン血症，CK上昇，AST・ALTの上昇，フェリチン上昇，血尿，蛋白尿**などがみられます[35, 36]．

これらの特徴的な症状や所見を組み合わせてスコアリングをして，レジオネラ肺炎を診断しようとする試みがなされましたが，十分な診断精度をもったものはありません[37-39]．

✓ 特徴的な症状と検査所見を呈する場合は，レジオネラ肺炎に特に注意する
✓ 過去2週間の曝露歴（自然水系，人工水系，土壌）を確認する

診断は，**喀痰培養・レジオネラ尿中抗原検査・LAMP法（喀痰）**によって行います．通常の培地では培養できないため，BCYEα寒天培地（buffered charcoal-yeast extract agar with 0.1% α-ketoglutalate），または，抗菌薬含有のBCYEα寒天培地（WVO培地，MWY培地，PAC培地など多種類あります）などのルーチンでは使用しない培地で培養する必要があります．そのため，喀痰培養を提出したら，**検査室にレジオネラ肺炎を疑っていることを連絡**する必要があります．培養検査は，すべての*Legionella*属を検出することが可能であり，診断のGold Standardですが，感度が20〜80%と低いことが欠点です．感度が低くなる理由は，喀痰の質の問題，事前の抗菌薬投与，培養が難しいこと，などが考えられます．また，グラム染色では染色されないため，ヒメネス染色などの特殊な染色方法を用います（施設によっては，試薬を購入していないため，施行は難しいと思います．筆者の施設でも特殊な染色は行っていません）．

もっとも一般的に行われているのは，尿中レジオネラ抗原検査です[36]．簡単に施行可能で，特異度も高いですが，レジオネラ肺炎を起こすレジオネラ属の細菌のうち，*Legionella pneumophila*の中の血清群1しか検出できないため，感度が低いという問題があります[27, 36]．詳しくは，次項で説明します．

喀痰を使用した核酸増幅検査（LAMP法）が，2011年に保険適用となり，*Legionella pneumophila*血清群1以外も検出可能となりました．あまりまとまった研究はありませんが，感度91.3%，特異度100%という報告があり

Chapter 3 ● 原因微生物を考える Part 1

ます[40]．報告がほとんどなく，実際に本当はどの程度有用な検査であるか，1つの研究からでは判断できませんが，その他の検査より感度が期待できるため，積極的に施行してもよいと考えています．

✓ 診断的検査は，喀痰培養・尿中抗原・LAMP 法
✓ 喀痰培養提出後，レジオネラ肺炎を考えていることを検査室に伝える

治療は，レボフロキサシン（1回 500～750 mg 1日1回）またはアジスロマイシン（1回 500 mg 1日1回）が選択されます．治療期間は，5～10日程度が一般的です[36, 41, 42]．重症で改善が緩徐な場合や免疫不全状態の場合は，3週間程度まで延長することがあります．最適な治療期間は，臨床研究で検討されておらずはっきりしていませんので，重症度や治療への反応などの臨床経過から判断します 表9．

表9 レジオネラ肺炎の一般的な治療

抗菌薬	投与量（正常腎機能の場合）	投与期間	投与経路
レボフロキサシン	1回 500～750 mg 1日1回	5～10日間	内服・点滴静注
アジスロマイシン	1回 500 mg 1日1回	3～7日間	内服・点滴静注

※免疫不全状態や重症で治療への反応が緩徐な場合，治療期間を適宜延長する

まとめ

・非定型肺炎と言っても，原因微生物によって，全く異なる臨床症状を示す
・非定型肺炎の微生物別の特徴（Keywords）
　マイコプラズマ：若年者，上気道症状，強い乾性咳嗽
　クラミジア：頭痛，上気道症状，確定診断困難
　オウム病：トリへの曝露，高熱，強い頭痛，軽度の乾性咳嗽，消化器症状
　レジオネラ：温泉，高熱，消化器症状，意識障害，血液検査異常

6 ▶ 尿中抗原検査
（肺炎球菌，*Legionella pneumophila*）

　尿中抗原検査は，検体採取が容易であること，約15分という短時間で結果がでること，抗菌薬投与による影響が喀痰培養より小さいこと，などの点で有用な検査です．肺炎球菌，*Legionella pneumophila* の尿中抗原検査が利用可能であり，米国のガイドラインでこれらの検査が推奨されている状況を 表10 に，おおよその感度・特異度を 表11 にまとめました．ここでは，この2つの検査について説明していきます．

表10 米国のガイドラインで尿中抗原検査が推奨されている臨床状況

適応	肺炎球菌尿中抗原検査	レジオネラ尿中抗原検査
ICU入室	○	○
外来での治療の失敗	○	○
白血球減少	○	―
アルコール依存症	○	○
重度の慢性肝疾患	○	―
脾臓がない状態	○	―
2週間以内の渡航歴	―	○
胸水	○	○

（Mandell LA, et al. Clin Infect Dis. 2007；44 Suppl 2：S27-72[1] から作成）

表11 尿中抗原検査の感度と特異度

	感度	特異度
肺炎球菌尿中抗原検査	70〜80%	90%以上
レジオネラ尿中抗原検査	80%	95%以上

※レジオネラ尿中抗原検査は，*Legionella pneumophila* 血清群1に対する感度・特異度

Chapter 3 ● 原因微生物を考える Part 1

1）肺炎球菌尿中抗原検査

　肺炎球菌性肺炎における感度は 70～80％で，特異度は 90～97％で，菌血症を伴うと少し感度が上昇します [43-45].

　これを素直に解釈すると，感度が低いため，陰性の場合に除外はできませんが，特異度が高いため，陽性であれば，肺炎球菌感染症と解釈できます.

✓ 一見有用そうな検査なのですが，本当にそうなのでしょうか

　喀痰検査で，肺炎球菌以外の原因微生物が同定されていない限り，市中肺炎の治療において，肺炎球菌のカバーは必要です（最も多い原因菌だからです）. そのため，尿中抗原を測定しなくても，肺炎球菌は治療されるため，（検査を行わないことによって肺炎球菌感染症と認知されなくても）治療失敗率が上昇することはありません.

　また，そもそもこの高い特異度は本当なのか，という疑問もあります. 肺炎球菌性肺炎で入院した患者で，1カ月後の時点で70％の患者で尿中抗原が陽性であることが報告されていますので [46]，実は「検査陽性」は，現在の活動性感染を意味していない（つまり数カ月前の肺炎球菌感染症を示しているのであって，現在の感染症の原因ではないかもしれない）可能性があります.

　この検査によって，抗菌薬治療を de-escalation できるのでしょうか. 言い換えると，日本の肺炎球菌性肺炎の患者から検出される菌株の 99.6％はペニシリン G に感受性があります [47] ので，「**喀痰培養で有意な菌が検出できなかった場合，肺炎球菌尿中抗原陽性，という結果のみで，肺炎球菌性肺炎と診断して，治療薬をペニシリン G に変更できるか**」という clinical question となります.

　筆者は，この尿中抗原検査からの情報のみでは安全に de-escalation が可能かどうか「正しく判断できない」，つまり「de-escalation しないほうがよい」と考えています. その理由は，市中肺炎は複数菌感染のことも多く，その複数菌感染の多くの症例では，肺炎球菌が関与していると報告されています [3, 6] ので，尿中抗原陽性の場合に，肺炎球菌単独感染症と断言できないからです. 肺炎球菌とその他の細菌の混合感染，例えば *H. influenzae* が関与していた場合，ペニシリン G で治療できません. ペニシリン G で治療できない細菌が存在する可能性が残っているため，基本的に経験的治療を継続します.

6 ● 尿中抗原検査

✓ 肺炎球菌尿中抗原の有用性は，かなり限定的である

2）レジオネラ尿中抗原検査

レジオネラ肺炎の診断にもっとも使用されている検査です[36]．レジオネラ尿中抗原検査の *Legionella pneumophila*（Lp）血清群1への感度は報告によって多少の幅がありますが，約80％とやや低く，特異度は95％以上です[27, 36, 48]．ただし重症度によって検出率は影響されるため，軽症肺炎の場合，感度は80％未満となります．

また，血清群1以外のLpやLp以外の *Legionella* spp. では，感度は非常に低く5％未満とされています．これらを検出するには，喀痰の培養検査が必要です．

尿中抗原は，発症から数日以内に検出できるようになります．また，一度陽性となると，数週間から数カ月は陽性の状態が持続します[27, 36, 48]．

✓ 尿中抗原検査は…
  - *L. pneumophila* 血清群1に対して，感度80％，特異度95％以上
  - その他の *Legionella* spp. を検出することはできない

Lp血清群1は，*Legionella* 属の中でもっとも病原性が高く，肺炎の原因として最多であることが海外から報告されています[36]が，実際の日本での疫学はどうなっているのでしょうか．

日本の疫学調査でも同様にLp血清群1が最多で，Lpは全体の98％，Lp血清群1は全体の約85％を占めています[49]．単純な計算ですが，日本のレジオネラ肺炎における尿中抗原検査の感度は80％×0.85＝68％で，32％もの症例で，尿中抗原陰性（偽陰性）となってしまうことがわかります．

✓ レジオネラ肺炎の約85％が，*L. pneumophila* 血清群1が原因

尿中抗原検査は，簡便かつ迅速に診断が可能であるため，とても有用な検査ですが，上述の理由から「**検査陰性によって，可能性を除外することはできない**」ということに注意が必要です．また，尿中抗原では検出できないLp血清群1以外も検出可能である喀痰の培養検査は，さらに感度が低い，という問

Chapter 3 ● 原因微生物を考える Part 1

題点があります．よって，複数の検査を施行しても，すべて「偽陰性」という
可能性は残ります．

　そのため，特徴的な症状や血液検査所見を踏まえて可能性を検討する必要が
ありますが，重症肺炎においては，経験的治療にレジオネラ肺炎のカバーを含
める閾値は低くしたほうがよいと考えます（治療開始が遅れると予後の悪化に
つながるからです）．

✓ レジオネラ肺炎の可能性は，症状・血液検査・微生物学的検査から検討
✓ 重症肺炎において，その可能性を除外することは難しく，治療閾値は低
　いほうがよい

まとめ

・ 市中肺炎診療において，肺炎球菌尿中抗原検査の有用性は限定的である
・ レジオネラ尿中抗原検査は
　– 感度がやや低いため，陰性でも可能性を除外できない
　– 特異度は高いため，陽性の場合，診断が確定する

---

7 ▶ 市中肺炎における緑膿菌性肺炎のリスク

　緑膿菌は，市中肺炎の原因微生物としては比較的稀です．報告によって多少
異なりますが，概ね市中肺炎全体の2〜4%程度です[2-4, 6, 50]．ICU入室が必
要な重症市中肺炎でも，緑膿菌の占める割合は4%程度です[6, 11]．

✓ 市中肺炎における緑膿菌の占める割合は，2〜4%

　では，この疫学調査の結果を持って，「重症肺炎は4%の可能性で緑膿菌肺
炎だから，治療失敗の可能性を少しでも下げるため，ICU入室する症例は，
原因微生物が判明するまで，全例緑膿菌カバーできる抗菌薬で治療する」とい
うpracticeは正しいのでしょうか．

　明確に「これが絶対正しい！」という答えはありませんが，一般的に，緑膿

7 ● 市中肺炎における緑膿菌性肺炎のリスク

表12 緑膿菌による市中肺炎を考慮する状況

- 肺の構造異常をきたす既存の肺疾患（重症 COPD，気管支拡張症）
  ※重症 COPD の定義：対標準 1 秒量（%FEV₁）が 30％未満
- 気管切開後
- 副腎皮質ステロイドの使用
- 免疫抑制薬の使用
- その他の免疫不全状態（好中球減少症，HIV 感染症，臓器移植後，骨髄移植後）
- 頻回の抗菌薬使用
- 過去 30 日以内の入院
- 1 年以内の緑膿菌感染症または緑膿菌の保菌
- 気道検体（主に喀痰）のグラム染色で緑膿菌を疑うグラム陰性桿菌がみえる

（Mandell LA, et al. Clin Infect Dis. 2007；44 Suppl 2：S27-72[1]，Restrepo MI, et al. Eur Respir J. 2018；52[50]，Arancibia F, et al. Arch Intern Med. 2002；162：1849-58[51]，Musher DM, et al. N Engl J Med. 2014；371：1619-28[52] を参考に作成）

菌感染のリスクがない，かつ，喀痰のグラム染色で緑膿菌を疑うグラム性桿菌が観察されない状況では，エンピリックに緑膿菌をカバーする必要はないと考えられています[1, 5]．

✓「緑膿菌感染症のリスク」と「喀痰グラム染色所見」から，緑膿菌カバーを検討する

　市中肺炎の疫学調査において，緑膿菌性肺炎のリスクであると判明しているものは，既存の慢性肺疾患（COPD，気管支拡張症，気管切開後），30 日以内の入院，1 年以内の緑膿菌感染症の既往または保菌，の 3 点です[50, 51]．

　また，一般的に，副腎皮質ステロイド使用，免疫抑制薬使用，HIV 感染症や固形臓器・骨髄移植後などの免疫不全状態，好中球減少症，最近の抗菌薬投与歴などもリスクと考えられています．これらの患者背景と，次章で説明する喀痰のグラム染色を検討して，緑膿菌カバーを行うかどうか最終決定します **表12**．

　表12 には複数の項目がありますが，その中でも，「緑膿菌性肺炎に矛盾のないグラム染色所見」，「緑膿菌感染症の既往・緑膿菌保菌者」，「好中球減少症」の場合は，必ず抗緑膿菌活性のある抗菌薬で治療を行います．その他の状況でも，良質な喀痰のグラム染色所見で緑膿菌以外の細菌による感染が強く疑われ

Chapter 3 ● 原因微生物を考える Part 1

る状況（つまり，代替診断がある場合）を除き，抗緑膿菌活性のある抗菌薬で治療開始することがほとんどです．

まとめ

- 緑膿菌による市中肺炎は稀（2〜4%）である
- 市中肺炎の経験的治療において，routine の緑膿菌カバーは行わない
- 「重症である」ことのみを根拠として，緑膿菌カバーは行わない
- 緑膿菌感染症のリスクと喀痰のグラム染色所見から，緑膿菌カバーについて検討する

COLUMN

市中肺炎診療で使用する抗緑膿菌活性のある抗菌薬

まず，抗緑膿菌活性のある抗菌薬を 表13 に示します．

表13 抗緑膿菌活性のある抗菌薬

抗菌薬の系統	抗菌薬	特徴
ペニシリン系	ピペラシリン	
	ピペラシリン・タゾバクタム	
セフェム系	セフタジジム	肺炎球菌に無効
	セフェピム	
モノバクタム系	アズトレオナム	肺炎球菌に無効
カルバペネム系	メロペネムなど	もっとも抗菌スペクトラムが広い抗菌薬
アミノグリコシド系	ゲンタマイシン・トブラマイシン	単剤治療しない
	アミカシン	単剤治療しない
フルオロキノロン系	シプロフロキサシン	肺炎球菌に無効
	レボフロキサシン	
	モキシフロキサシン	緑膿菌活性がやや劣る

7 ● 市中肺炎における緑膿菌性肺炎のリスク

　市中肺炎の初期治療において（原因菌は確定しない状態），肺炎球菌は必ずカバーしますので，セフタジジムとアズトレオナムを肺炎診療で使用することは稀です．ただし，緑膿菌単独感染であると自信をもって言える場合（緑膿菌感染症のリスクがあり，喀痰グラム染色で緑膿菌を疑う細菌のみが見える場合）は，その限りではありません（おそらくそのような状況は稀だと思います）．

　また，日本は，結核の罹患率が比較的高いため，抗結核作用のあるフルオロキノロンは可能なら避けたほうがよいでしょう．カルバペネム系は，近年増加傾向の ESBL（extended-spectrum β-lactamase: 基質特異性拡張型 β-ラクタマーゼ）産生菌や，AmpC 過剰産生菌の第1選択薬であり，可能であれば温存したい薬剤です．

　以上から，緑膿菌以外の市中肺炎の原因微生物への効果も考慮すると，「**ピペラシリン・タゾバクタム**」または「**セフェピム**」が選択されます．もちろん，地域または施設のアンチバイオグラムで，これらの薬剤への緑膿菌の感受性率が担保されていることが必要条件です．

　この2剤の違いは，主に以下の3点です．

1. ピペラシリン・タゾバクタムは，嫌気性グラム陰性桿菌（*Bacteroides* spp.）に効果がある
2. ピペラシリン・タゾバクタムは，ESBL 産生菌に効果があることが多い（ただし，第1選択薬のカルバペネム系抗菌薬より効果が劣る[53]）
3. セフェピムは，AmpC 産生菌に安定した効果が期待できる[54]

　これらの違いを意識して，使い分けるとよいと思います．

まとめ

市中肺炎診療で使用する抗緑膿菌活性のある抗菌薬は，
- **セフェピムまたはピペラシリン・タゾバクタムを使用することが多い**
- **院内アンチバイオグラム（各薬剤の感受性率）によっては，カルバペネム系抗菌薬やフルオロキノロン系抗菌薬も選択肢となる**

Chapter 3 ● 原因微生物を考える Part 1

- カルバペネム系抗菌薬はなるべく温存する
- フルオロキノロン系抗菌薬を使用する時は，結核の可能性に注意する

参考文献

1) Mandell LA, Wunderink RG, Anzueto A, et al. Infectious Diseases Society of America/American Thoracic Society consensus guidelines on the management of community-acquired pneumonia in adults. Clin Infect Dis. 2007; 44 Suppl 2: S27-72.

2) Shindo Y, Ito R, Kobayashi D, et al. Risk factors for drug-resistant pathogens in community-acquired and healthcare-associated pneumonia. Am J Respir Crit Care Med. 2013; 188: 985-95.

3) Ishiguro T, Takayanagi N, Yamaguchi S, et al. Etiology and factors contributing to the severity and mortality of community-acquired pneumonia. Intern Med. 2013; 52: 317-24.

4) Fukuyama H, Yamashiro S, Tamaki H, et al. A prospective comparison of nursing and healthcare-associated pneumonia (NHCAP) with community-acquired pneumonia (CAP). J Infect Chemother. 2013; 19: 719-26.

5) 日本呼吸器学会成人肺炎診療ガイドライン 2017 作成委員会，編．成人肺炎診療ガイドライン 2017．東京：メディカルレビュー社；2017.

6) Cilloniz C, Ewig S, Polverino E, et al. Microbial aetiology of community-acquired pneumonia and its relation to severity. Thorax. 2011; 66: 340-6.

7) Chertow DS, Memoli MJ. Bacterial coinfection in influenza: a grand rounds review. JAMA. 2013; 309: 275-82.

8) Schwarzmann SW, Adler JL, Sullivan RJ Jr., et al. Bacterial pneumonia during the Hong Kong influenza epidemic of 1968-1969. Arch Intern Med. 1971; 127: 1037-41.

9) Bisno AL, Griffin JP, Van Epps KA, et al. Pneumonia and Hong Kong influenza: a prospective study of the 1968-1969 epidemic. Am J Med Sci. 1971; 261: 251-63.

10) Fiore AE, Fry A, Shay D, et al. Antiviral agents for the treatment and chemoprophylaxis of influenza --- recommendations of the Advisory Committee on Immunization Practices (ACIP). MMWR Recomm Rep. 2011; 60: 1-24.

11) Rodriguez A, Mendia A, Sirvent JM, et al. Combination antibiotic therapy improves survival in patients with community-acquired pneumonia and shock. Crit Care Med. 2007; 35: 1493-8.

12) Mikasa K, Aoki N, Aoki Y, et al. JAID/JSC Guidelines for the Treatment of Respiratory Infectious Diseases: The Japanese Association for Infectious Diseases/Japanese Society of Chemotherapy - The JAID/JSC Guide to Clinical Management of Infectious Disease/Guideline-preparing Committee Respiratory Infectious Disease WG. J Infect Chemother. 2016; 22: S1-S65.

13) Ishida T, Miyashita N, Nakahama C. Clinical differentiation of atypical pneumo-

7 ● 市中肺炎における緑膿菌性肺炎のリスク

nia using Japanese guidelines. Respirology. 2007; 12: 104-10.

14) Miyashita N, Kawai Y, Yamaguchi T, et al. Clinical potential of diagnostic methods for the rapid diagnosis of *Mycoplasma pneumoniae* pneumonia in adults. Eur J Clin Microbiol Infect Dis. 2011; 30: 439-46.

15) Miyashita N, Kawai Y, Akaike H, et al. Influence of age on the clinical differentiation of atypical pneumonia in adults. Respirology. 2012; 17: 1073-9.

16) Miyashita N, Obase Y, Ouchi K, et al. Clinical features of severe *Mycoplasma pneumoniae* pneumonia in adults admitted to an intensive care unit. J Med Microbiol. 2007; 56: 1625-9.

17) Stewardson AJ, Grayson ML. Psittacosis. Infect Dis Clin North Am. 2010; 24: 7-25.

18) Mansel JK, Rosenow EC 3rd, Smith TF, et al. *Mycoplasma pneumoniae* pneumonia. Chest. 1989; 95: 639-46.

19) Smith LG. *Mycoplasma pneumoniae* and its complications. Infect Dis Clin North Am. 2010; 24: 57-60.

20) Waites KB, Talkington DF. *Mycoplasma pneumoniae* and its role as a human pathogen. Clin Microbiol Rev. 2004; 17: 697-728. table of contents.

21) Petrone BL, Wolff BJ, DeLaney AA, et al. Isothermal Detection of *Mycoplasma pneumoniae* Directly from Respiratory Clinical Specimens. J Clin Microbiol. 2015; 53: 2970-6.

22) Yuan X, Bai C, Cui Q, et al. Rapid detection of *Mycoplasma pneumoniae* by loop-mediated isothermal amplification assay. Medicine (Baltimore). 2018; 97: e10806.

23) 杵渕貴洋, 加野大樹, 角谷不二雄, 他. Mycoplasma 感染症診断における LAMP 法を用いた *Mycoplasma pneumoniae* DNA 検出の有用性と従来法（培養法・血清学的検査法）の比較検討. 日本臨床微生物学雑誌. 2013; 23: 87-94.

24) 山田有美, 土井正男, 上綱雅一, 他. LAMP（Loop-mediated isothermal amplification）法による 迅速診断が有用であったマイコプラズマ気管支肺炎の 2 例. 感染症学雑誌. 2014; 88: 160-5.

25) Ekman MR, Grayston JT, Visakorpi R, et al. An epidemic of infections due to *Chlamydia pneumoniae* in military conscripts. Clin Infect Dis. 1993; 17: 420-5.

26) Kauppinen MT, Saikku P, Kujala P, et al. Clinical picture of community-acquired Chlamydia pneumoniae pneumonia requiring hospital treatment: a comparison between chlamydial and pneumococcal pneumonia. Thorax. 1996; 51: 185-9.

27) te Witt R, van Leeuwen WB, van Belkum AF. Specific diagnostic tests for atypical respiratory tract pathogens. Infect Dis Clin North Am. 2010; 24: 229-48.

28) Miyashita N, Obase Y, Fukuda M, et al. Evaluation of serological tests detecting *Chlamydophila pneumoniae*-specific immunoglobulin M antibody. Intern Med. 2006; 45: 1127-31.

29) Miyashita N, Kawai Y, Tanaka T, et al. Antibody responses of *Chlamydophila pneumoniae* pneumonia: why is the diagnosis of *C. pneumoniae* pneumonia

Chapter 3 ● 原因微生物を考える Part 1

difficult? J Infect Chemother. 2015; 21: 497-501.

30) Miller JM, Binnicker MJ, Campbell S, et al. A guide to utilization of the microbiology laboratory for diagnosis of infectious diseases: 2018 Update by the Infectious Diseases Society of America and the American Society for Microbiology. Clin Infect Dis. 2018; 67: e1-e94.

31) Miyashita N, Niki Y, Nakajima M, et al. Prevalence of asymptomatic infection with *Chlamydia pneumoniae* in subjectively healthy adults. Chest. 2001; 119: 1416-9.

32) Hyman CL, Roblin PM, Gaydos CA, et al. Prevalence of asymptomatic nasopharyngeal carriage of *Chlamydia pneumoniae* in subjectively healthy adults: assessment by polymerase chain reaction-enzyme immunoassay and culture. Clin Infect Dis. 1995; 20: 1174-8.

33) Beeckman DS, Vanrompay DC. Zoonotic Chlamydophila psittaci infections from a clinical perspective. Clin Microbiol Infect. 2009; 15: 11-7.

34) Yung AP, Grayson ML. Psittacosis--a review of 135 cases. Med J Aust. 1988; 148: 228-33.

35) Cunha BA. Legionnaires' disease: clinical differentiation from typical and other atypical pneumonias. Infect Dis Clin North Am. 2010; 24: 73-105.

36) Cunha BA, Burillo A, Bouza E. Legionnaires' disease. Lancet. 2016; 387: 376-85.

37) Fernandez-Sabe N, Roson B, Carratala J, et al. Clinical diagnosis of Legionella pneumonia revisited: evaluation of the Community-Based Pneumonia Incidence Study Group scoring system. Clin Infect Dis. 2003; 37: 483-9.

38) Fiumefreddo R, Zaborsky R, Haeuptle J, et al. Clinical predictors for Legionella in patients presenting with community-acquired pneumonia to the emergency department. BMC Pulm Med. 2009; 9: 4.

39) Miyashita N, Horita N, Higa F, et al. Diagnostic predictors of Legionella pneumonia in Japan. J Infect Chemother. 2018; 24: 159-63.

40) 高野 弘. 新規に保険収載された検査法 LAMP 法による結核菌群核酸検出検査, マイコプラズマ核酸検出検査, レジオネラ核酸検出検査について. モダンメディア. 2012; 58: 246-52.

41) Pedro-Botet ML, Yu VL. Treatment strategies for Legionella infection. Expert Opin Pharmacother. 2009; 10: 1109-21.

42) Gershengorn HB, Keene A, Dzierba AL, et al. The association of antibiotic treatment regimen and hospital mortality in patients hospitalized with Legionella pneumonia. Clin Infect Dis. 2015; 60: e66-79.

43) Gutierrez F, Masia M, Rodriguez JC, et al. Evaluation of the immunochromatographic Binax NOW assay for detection of *Streptococcus pneumoniae* urinary antigen in a prospective study of community-acquired pneumonia in Spain. Clin Infect Dis. 2003; 36: 286-92.

44) Dominguez J, Gali N, Blanco S, et al. Detection of *Streptococcus pneumoniae* antigen by a rapid immunochromatographic assay in urine samples. Chest. 2001; 119: 243-9.

7 ● 市中肺炎における緑膿菌性肺炎のリスク

45) Smith MD, Derrington P, Evans R, et al. Rapid diagnosis of bacteremic pneumo-coccal infections in adults by using the Binax NOW *Streptococcus pneumoni-ae* urinary antigen test: a prospective, controlled clinical evaluation. J Clin Mi-crobiol. 2003; 41: 2810-3.

46) Marcos MA, Jimenez de Anta MT, de la Bellacasa JP, et al. Rapid urinary anti-gen test for diagnosis of pneumococcal community-acquired pneumonia in adults. Eur Respir J. 2003; 21: 209-14.

47) Yanagihara K, Watanabe A, Aoki N, et al. Nationwide surveillance of bacterial respiratory pathogens conducted by the surveillance committee of Japanese Society of Chemotherapy, the Japanese Association for Infectious Diseases, and the Japanese Society for Clinical Microbiology in 2012: General view of the pathogens' antibacterial susceptibility. J Infect Chemother. 2017; 23: 587-97.

48) Shimada T, Noguchi Y, Jackson JL, et al. Systematic review and metaanalysis: urinary antigen tests for Legionellosis. Chest. 2009; 136: 1576-85.

49) レジオネラ臨床分離株の型別－レファレンスセンター活動報告として. IASR 2013; 34: 161-2.

50) Restrepo MI, Babu BL, Reyes LF, et al. Burden and risk factors for *Pseudomo-nas aeruginosa* community-acquired pneumonia: a multinational point preva-lence study of hospitalised patients. Eur Respir J. 2018; 52.

51) Arancibia F, Bauer TT, Ewig S, et al. Community-acquired pneumonia due to gram-negative bacteria and *pseudomonas aeruginosa*: incidence, risk, and prognosis. Arch Intern Med. 2002; 162: 1849-58.

52) Musher DM, Thorner AR. Community-acquired pneumonia. N Engl J Med. 2014; 371: 1619-28.

53) Harris PNA, Tambyah PA, Lye DC, et al. Effect of Piperacillin-Tazobactam vs Meropenem on 30-day mortality for patients with *E coli* or *Klebsiella pneumo-niae* bloodstream infection and ceftriaxone resistance: a randomized clinical trial. JAMA. 2018; 320: 984-94.

54) D'Angelo RG, Johnson JK, Bork JT, et al. Treatment options for extend-ed-spectrum beta-lactamase (ESBL) and AmpC-producing bacteria. Expert Opin Pharmacother. 2016; 17: 953-67.

Chapter 4

原因微生物を考える Part 2

1 ▶ 微生物学的検査

　原因微生物検索で，もっとも重要なのは微生物学的検査です．市中肺炎診療において，主に行われるのは，

✓ 喀痰検査（グラム染色・培養）
✓ 血液培養

の2つです．これらは，初期治療を開始する**前**に提出する必要があります．このうち，初期治療開始前に検査結果が判明するは，「**喀痰のグラム染色**」であり，この章では主に，喀痰のグラム染色の有用性について説明し，最後の「**血液培養採取の適応**」について考えます．

　結論としては，市中肺炎の全例で喀痰検査（喀痰グラム染色，喀痰培養）を行います．血液培養の提出閾値は低く設定します．軽症で外来治療可能な症例の一部を除き，多くの症例で採取することを推奨します．

まとめ
- **市中肺炎の微生物学的検査: 喀痰検査と血液培養**
- **喀痰検査（グラム染色と培養検査）は全例で行う**
- **血液培養は，軽症かつ外来治療例では不要な可能性が高いが，その他の状況では施行する**

2 ▶ 喀痰グラム染色の有用性

　市中肺炎の診療における喀痰のグラム染色の有用性について説明します．日本の呼吸器感染症診療ガイドライン[1]では，「喀痰のグラム染色と培養を治療方針決定に使用する」とグラム染色の施行を推奨していますが，米国のガイドライン[2]では，抗菌薬選択前の，喀痰グラム染色についての記載がありません．この違いは，市中肺炎における喀痰グラム染色の有用性を示した報告の解釈の違いによるものと思われます．

　筆者としては，その有用性に否定的な報告は複数ありますが，グラム染色は，操作が簡便で，迅速性に優れ，細菌の種類を高い精度で推定可能なことがありますので，**市中肺炎全例で行ったほうがよい**と考えています．

　✓ 喀痰グラム染色は，治療方針決定に有用なことがあるため，全例で施行

1）喀痰グラム染色の感度・特異度

　良質な検体が採取できた場合，喀痰グラム染色は，肺炎球菌またはインフルエンザ桿菌による市中肺炎（喀痰培養結果で診断確定）で，感度約60〜70%，特異度90%以上と報告されています[3-7]．

　これは，良質な喀痰が採取できた症例において，喀痰培養で肺炎球菌性肺炎と診断がついた症例のうち，60〜70%で典型的なグラム陽性双球菌がみられ，肺炎球菌以外の肺炎のほとんどの症例で，典型的なグラム陽性双球菌が認められなかったことを意味します．

　✓ 喀痰グラム染色の感度は約60〜70%，特異度は90%以上（ただし良質な検体の場合）

　また，*Moraxella catarrhalis*，*Klebsiella pneumoniae*，緑膿菌，黄色ブドウ球菌の推定にも有用であることが示されています[3, 7]．

　ただし，いずれの菌においても，**感度が不十分**であり，見えなかったからといって，その可能性を除外することは難しいと考えられています．そのため，グラム染色で原因微生物と思われる細菌が観察できない場合，微生物学的検査以外の項目から推定される検査前確率が重要な役割を果たします（前章であげ

Chapter 4 ● 原因微生物を考える Part 2

た項目を検討します）．一方，特異度は十分高いため，典型的なグラム染色像が観察できれば，かなりの精度をもって原因微生物を推定することができ，それを初期治療薬の選択に活用することができます[7, 8]．

2）喀痰のグラム染色の有用性

　最終的な原因微生物は培養検査で確定しますが，その確定前の初期治療の選択において喀痰のグラム染色は，有用です．喀痰のグラム染色や尿中抗原検査・臨床経過をもとに標的をある程度絞った初期治療（pathogen directed antimicrobial therapy）は，ガイドライン推奨の初期広域抗菌薬治療と同等の効果が確認されています[8, 9]．

　✓ 喀痰のグラム染色は，初期治療の選択に有用

　また，検体の質の評価にも使用されます[10]．扁平上皮が多くみられる上気道由来の検体の場合は，培養検査を行いません．これは，上気道に保菌されている細菌を培養して報告した場合，不必要な治療につながる可能性があるためです．

　✓ 喀痰のグラム染色は，検体（喀痰）の質の評価に有用
　✓ 質の悪い検体は，培養検査を行わない

　喀痰のグラム染色と培養結果を比較することによって，検体処理・採取・搬送の問題点や検査所見の解釈力などを明らかにすることが可能となるため，臨床微生物検査室の質の評価にも有用と考えられています[10]．

　✓ 臨床微生物検査室の質の評価にも有用

3）喀痰のグラム染色の限界

　上記のように有用な面はありますが，グラム染色の限界も認識しておく必要があります．主な限界は，以下の3点です．

　1. 良質な検体が採取できる可能性が低い
　2. 検体採取前の抗菌薬投与によって感度が著しく低下する
　3. 染色者または評価者の技術レベルによって左右される

2 ● 喀痰グラム染色の有用性

1. 良質な検体が採取できる可能性が低い

「良質な検体」の定義は，報告によって多少の違いはありますが，「下気道検体らしさ」があり，「主に観察できる細菌の形態が1種類（例えばグラム陽性双球菌ばかりが観察できる）」というものを指します．「下気道検体らしさ」は，Geckler分類で「5」に準ずるような検体（100倍率鏡検で1視野あたり扁平上皮が10未満，白血球が10〜25以上観察される）のことです．多くの報告では，全体の25％未満でしか，これらの条件を満たす良質な喀痰は採取できていません[3, 6, 11]．一方，日本からの報告で，良質な喀痰が46％で採取できた報告もあります[7]．これは，良質な喀痰を採取しようとする努力・熱意が，通常の施設よりも大きかったことが影響しているかもしれません．よい検体を採取するため，**喀痰採取前にうがいをして口腔内を清潔にした後，深呼吸をして強い咳をする**，などの工夫が必要です．

✓ 良質な喀痰が採取できた場合にのみ，グラム染色は有用

喀痰グラム染色の感度，特異度を示した報告は，すべて「良質な検体」のみを評価しているため，良質な喀痰がとれない状況では，その結果をもとに初期治療を決定することは避けて，そのほかの情報から想定される原因微生物を標的とした治療（多くの場合，ガイドラインで推奨されている初期治療）を選択します．

2. 検体採取前の抗菌薬投与によって感度が著しく低下する

検体採取前の抗菌薬によって，グラム染色や喀痰培養検査の感度が低下することが多くの研究で示されています[3, 7]．一方，米国のガイドライン[2]では，外来治療の場合培養検査を推奨せず，外来治療失敗した場合に喀痰培養を推奨しています．しかし，前もってどの症例で治療失敗するか予測することは困難ですので，これらの研究結果から，軽症であっても最初の診断時に採取することをお勧めします．

✓ 事前の抗菌薬投与によって，喀痰検査の有用性は低下する
✓ そのため，軽症肺炎であっても，最初の診断時に，喀痰検査を提出する

Chapter 4 ● 原因微生物を考える Part 2

3. 染色者または評価者の技術レベルによって左右される[9]

染色やグラム染色所見の解釈は，かなりの熟練を要します．上記で述べてきた喀痰のグラム染色の感度・特異度は，しっかりとしたトレーニングをつんだ検査技師または医師が判断していることを考慮にいれて，解釈する必要があります．自施設の微生物検査技師さんたちから教えていただきながら，自己研鑽していく必要があります．

まとめ

- 良質な喀痰が採取できた場合，グラム染色は初期治療薬の決定に有用である
- 良質な喀痰のグラム染色は，原因微生物同定において，感度約60～70％，特異度90％以上
- 良質な喀痰を採取する努力が必要である
- 喀痰のグラム染色の限界も理解する

---

3 ▶ 喀痰のグラム染色—質の評価

良質な検体のみをグラム染色の解釈対象とする，とお話ししてきました．その喀痰の質の評価について説明します．喀痰の質の評価方法は，大きく2つあります．喀痰を肉眼的に評価する「Miller & Jones の分類」表1と，顕微鏡的に評価する「Geckler の分類」表2があります[12]．

1）Miller & Jones の分類

M1 と M2 の場合は，グラム染色・培養検査を行う意義は少ないと考えられています．グラム染色や培養に使用すべき検体は，P1 から P3 と評価された喀痰の「膿性部分」です．そのため，提出された検体の膿性部分（白血球が多く，扁平上皮が少ない部分）をきちんと採取して塗抹標本を作製できているか，確認が必要となります．その際，次に紹介する Geckler 分類を使用して，喀痰の質を評価します．喀痰検査の報告書には，この Geckler 分類を記載する

100

3 ● 喀痰のグラム染色

表1 Miller & Jones の分類（喀痰の肉眼的評価）

M1: 唾液，完全な粘性痰
M2: 粘性痰の中に膿性痰が少量含まれる
P1: 膿性痰で膿性部分が 1/3 以下
P2: 膿性痰で膿性部分が 1/3〜2/3
P3: 膿性痰で膿性部分が 2/3 以上

表2 Geckler の分類（鏡検 100 倍での 1 視野あたりの細胞数）

Geckler の分類基準	白血球数	扁平上皮数	評価
1	<10	>25	唾液
2	10〜25	>25	唾液
3	>25	>25	痰と唾液
4	>25	10〜25	ほぼ良質の痰
5	>25	<10	良質の痰
6	<25	<25	希釈

Geckler 6: 気管支鏡検体，好中球減少状態では評価に値すると判断される

とよいと思います．

　✓ 喀痰検査の報告書には，Geckler 分類を記載する

2) Geckler の分類

　唾液成分は扁平上皮が多く含まれ，肺炎患者の下気道検体では白血球が多く観察されることを利用して，喀痰の質を評価する方法です．顕微鏡（100 倍拡大）下で評価します．扁平上皮が多く白血球が少ない場合は，唾液成分が多いと判断し，培養検査を行いません（Geckler 1 または 2）．不良喀痰の場合は，もう一度口腔内を清潔にしてから（歯磨きとうがい），再度喀痰を採取します．喀出しにくい場合は，3％高張食塩水を超音波ネブライザーで吸入させて誘発喀痰を採取します．グラム染色と培養検査に適切なのは，Geckler 4 または 5

Chapter 4 ● 原因微生物を考える Part 2

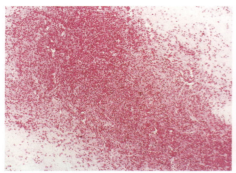

図 1-1 喀痰のグラム染色（Geckler 5）

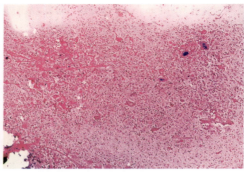

図 1-2 喀痰のグラム染色（Geckler 5）

です 図 1-1 図 1-2 ．Geckler 3 の場合は，喀痰の再提出を検討しますが，よりよい検体が採取できない場合は，グラム染色と培養検査を行います．ただしその場合に検出した細菌は，上気道などに定着している細菌である可能性も考慮に入れて，治療経過を踏まえて，最終的な治療方針を決定します．例えば，グラム染色でたくさんの口腔内常在菌とわずかな cluster を形成するグラム陽性球菌が観察され，培養で口腔内常在菌と MRSA が同定された場合，MRSA をカバーしない初期治療で経過がよければ，MRSA は定着と解釈して，治療対象とはしません．

> **まとめ**
> ・喀痰の質は，Miller & Jones の分類と Geckler の分類を用いて評価する
> ・Geckler 4 または 5 の喀痰を採取できるように努力する

4 ▶ グラム染色で推定できる細菌

表3 にグラム染色で推定できる細菌を示します．これらの細菌のグラム染色所見について説明していきます[13, 14]．

4 ● グラム染色で推定できる細菌

表3 グラム染色で菌を推定できる細菌

- 肺炎球菌
- インフルエンザ桿菌
- *M. catarrhalis*
- 腸内細菌科細菌（*K. pneumoniae* など）
- ブドウ糖非発酵菌（主に緑膿菌）
- 黄色ブドウ球菌
- 抗酸菌（稀）
- *Nocardia* spp.（稀）

（Miyashita N, et al. Med Sci Monit. 2008；14：CR171-6[3]），Fukuyama H, et al. BMC Infect Dis. 2014；14：534[7]）を参考に著者作成）

1）肺炎球菌（*Streptococcus pneumoniae*）図2-1～5

卵円形またはランセット型と表現される楕円形の菌体が横長に2つ連なっている**グラム陽性双球菌**のパターンが典型的です 図2-1．短い連鎖を形成することもあります 図2-2 図2-3．莢膜のため菌周囲が抜けて（不染の透明体）見えることもあります 図2-1．短い桿菌に見えることもあります．見た目で判断可能とされており，喀痰培養陽性例におけるグラム染色の感度（良質な検体でグラム陽性双球菌が観察できる）は約60～70％で，特異度は90％

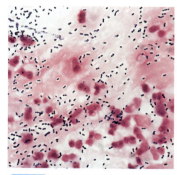

図2-1 喀痰のグラム染色（肺炎球菌）
グラム陽性双球菌．肺炎球菌の典型的なグラム染色像．

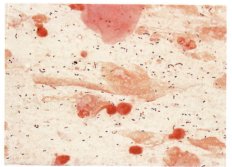

図2-2 喀痰のグラム染色（肺炎球菌）
chain を形成するグラム陽性球菌で主に双球菌．やや染色が悪いため，グラム陽性に見えないものもある．

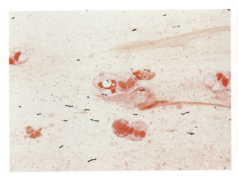

図 2-3 喀痰のグラム染色（肺炎球菌）
chain を形成するグラム陽性球菌．

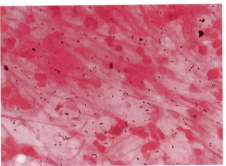

図 2-4 喀痰のグラム染色（肺炎球菌）
グラム陽性双球菌．

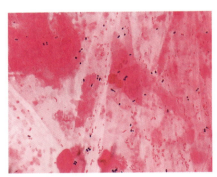

図 2-5 喀痰のグラム染色（肺炎球菌）
グラム陽性双球菌．小さいグラム陰性桿菌も存在する（インフルエンザ桿菌との混合感染）．

以上，陽性的中率は約 70％，陰性的中率は約 90％と報告されており，グラム染色所見から，かなり高い精度で肺炎球菌性肺炎の診断をつけることができます[3,7]．

2）インフルエンザ桿菌（*Haemophilus influenzae*）図 3-1〜3

　グラム陰性球桿菌です．小桿菌・短桿菌ともよばれ，時に多型性をもつことがあります 図 3-1 ．大きさが小さいのが特徴です．グラム染色によるピンクの背景に隠れて，見落としやすいことがあるので，注意が必要です．また，同

4 ● グラム染色で推定できる細菌

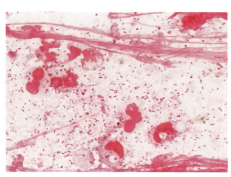

図3-1 喀痰のグラム染色（インフルエンザ桿菌）
グラム陰性小桿菌．多型性を示している．

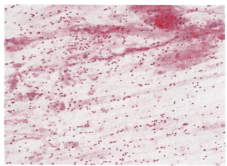

図3-2 喀痰のグラム染色（インフルエンザ桿菌）
グラム陰性小桿菌．

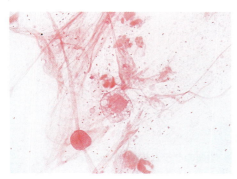

図3-3 喀痰のグラム染色（インフルエンザ桿菌）
グラム陰性小桿菌．

様の理由で，肺炎球菌や黄色ブドウ球菌などとの混合感染の場合，他の菌に目が行ってしまい，見落としやすいため注意しましょう（後掲 図7-8）．

3) モラキセラ（*Moraxella catarrhalis*）図4-1〜5

そら豆状のグラム陰性双球菌で，インフルエンザ桿菌より大きいのが特徴です．市中肺炎の原因としては非常に稀な *Acinetobacter* spp. は，鏡検で非常に似た形態をとることがあります．院内肺炎でモラキセラらしいグラム染色所見をみたら，*Acinetobacter* spp. をまず想起する必要があります．

Chapter 4 ● 原因微生物を考える Part 2

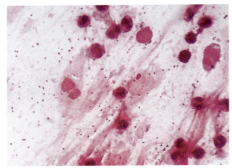

図 4-1 喀痰のグラム染色（*Moraxella catarrhalis*）グラム陰性球菌.

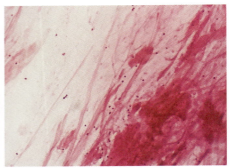

図 4-2 喀痰のグラム染色（*Moraxella catarrhalis*）グラム陰性球菌.

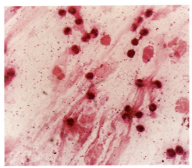

図 4-3 喀痰のグラム染色（*Moraxella catarrhalis*）グラム陰性球菌.

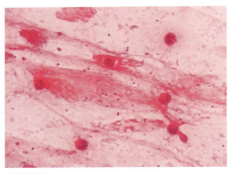

図 4-4 喀痰のグラム染色（*Moraxella catarrhalis*）グラム陰性球菌.

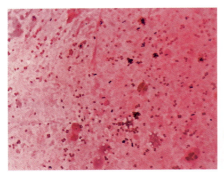

図 4-5 喀痰のグラム染色（*Moraxella catarrhalis*）グラム陰性球菌. グラム陽性桿菌（*Corynebacterium* spp.）も観察される.

4 ● グラム染色で推定できる細菌

4）腸内細菌科細菌 図 5-1〜4

グラム陰性桿菌です．両端が直線的で長方形的な形態をとるのが一般的で，緑膿菌などのブドウ糖非発酵菌と比較して太いのが特徴です．長さはさまざまで，典型的には長方形の形態をとりますが，短いこともあります 図 5-3．*Klebsiella pneumoniae* は，菌体の周りが白く抜ける莢膜がみえることがあります 図 5-1．

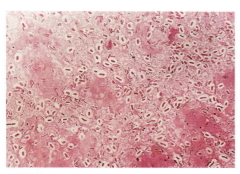

図 5-1 喀痰のグラム染色（*Klebsiella pneumoniae*）
太いグラム陰性桿菌が，腸内細菌科の１つである *Klebsiella pneumoniae*．細いグラム陰性桿菌は口腔内に常在する嫌気性菌（*Fusobacterium* spp. などの可能性）の疑い．

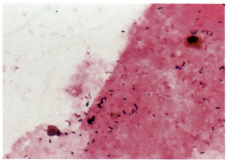

図 5-2 喀痰のグラム染色（*Klebsiella pneumoniae*）
グラム陰性桿菌の他に cluster を形成するグラム陽性球菌が観察される（*S. aureus* との混合感染）．

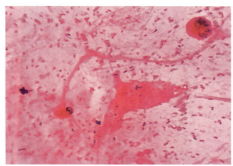

図 5-3 喀痰のグラム染色（*Klebsiella pneumoniae*）

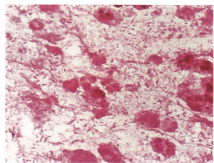

図 5-4 喀痰のグラム染色（*Klebsiella pneumoniae*）

Chapter 4 ● 原因微生物を考える Part 2

5) ブドウ糖非発酵菌（緑膿菌 *Pseudomonas aeruginosa*）
図 6-1〜4

　細いグラム陰性桿菌で，腸内細菌科細菌と比較して小さく細いのが特徴です．時に腸内細菌科細菌のように太くみえることもあり鑑別が難しいこともあります．ムコイド型緑膿菌では，菌体が集塊を形成し，ピンク色の粘液物質に包まれる所見がみられます 図 6-1．

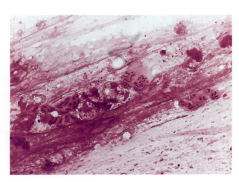

図 6-1　喀痰のグラム染色（緑膿菌）
気管支拡張症患者の喀痰．ムコイド産生あり．やや太めにもみえるため，腸内細菌科細菌との鑑別が必要．

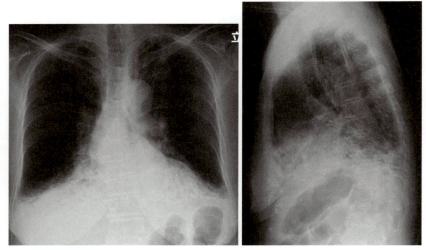

図 6-2　図 6-3　気管支拡張症の既往のある患者の両側下葉肺炎
喀痰は図 6-1．

4 ● グラム染色で推定できる細菌

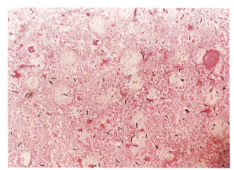

図 6-4 喀痰のグラム染色(緑膿菌)
化学療法中の患者の市中肺炎.

6) 黄色ブドウ球菌(*Staphylococcus aureus*) 図 7-1〜8

 ブドウの房状に集簇するグラム陽性球菌です.見た目ですぐにわかります.典型的な黄色ブドウ球菌性肺炎では,喀痰のグラム染色で「多数」のブドウ球菌が見られます 図 7-1〜3 .効果のある抗菌薬の投与によって,喀痰塗抹上に見えるブドウ球菌が減少していきます 図 7-4 図 7-5 .グラム染色上で黄色ブドウ球菌が少数観察された場合,治療対象とする必要がないことが多いで

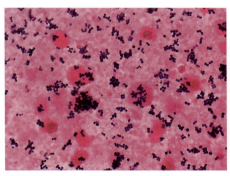

図 7-1 喀痰のグラム染色(黄色ブドウ球菌)
糖尿病性ケトアシドーシスと市中肺炎で入院した患者の喀痰グラム染色で,「多数」の cluster を形成するグラム陽性球菌を認めた.

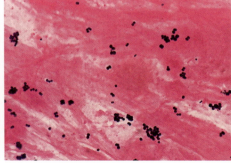

図 7-2 喀痰のグラム染色(メチシリン耐性黄色ブドウ球菌:MRSA)
2 週間前までの入院歴のある患者の肺炎.喀痰グラム染色で「多数」の cluster を形成するグラム陽性球菌を認めた.血液培養でも MRSA が検出された.

Chapter 4 ● 原因微生物を考える Part 2

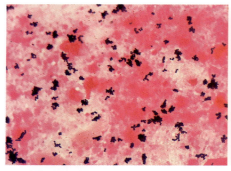

図 7-3 喀痰のグラム染色（メチシリン耐性黄色ブドウ球菌：MRSA）
治療開始前の喀痰グラム染色で「多数」の cluster を形成するグラム陽性球菌を認めた．

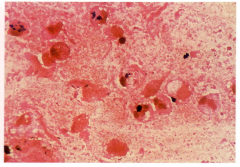

図 7-4 喀痰のグラム染色（メチシリン耐性黄色ブドウ球菌：MRSA）
図 7-3 の MRSA 肺炎患者の治療開始翌日の喀痰のグラム染色像．cluster を形成するグラム陽性球菌は減少した．貪食像を認める．

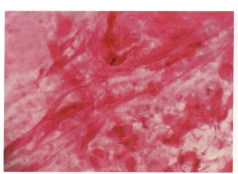

図 7-5 喀痰のグラム染色（メチシリン耐性黄色ブドウ球菌：MRSA）
図 7-3 の MRSA 肺炎患者の治療開始 5 日目の喀痰のグラム染色像．cluster を形成するグラム陽性球菌がわずかに観察された．培養は陰性であった．

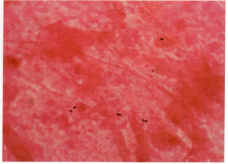

図 7-6 喀痰のグラム染色（メチシリン耐性黄色ブドウ球菌：MRSA）
パーキンソン病患者が肺炎をメロペネムで治療中に，痰詰まりを起こし，一過性の低酸素血症となった．その際の吸引痰のグラム染色で cluster を形成するグラム陽性球菌が少数観察された（培養は MRSA）．治療せずに改善した．必ずしも治療が必要とは限らない（「喀痰塗抹陽性・培養陽性」イコール「治療対象」，というわけではない）．

4 ● グラム染色で推定できる細菌

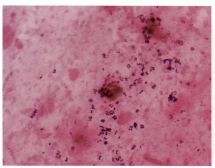

図 7-7 喀痰のグラム染色

グラム陰性桿菌（*Citrobacter koseri*）とグラム陽性桿菌（*Corynebacterium striatum*）が観察された．塗抹上はみえないが，培養でMRSAを検出．セフトリアキソンで改善した（上記のうち*C. koseri*しかカバーしていない）．培養陽性を全例治療対象とする必要はない．

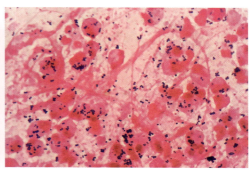

図 7-8 喀痰のグラム染色（黄色ブドウ球菌）

clusterを形成するグラム陽性球菌（メチシリン感受性黄色ブドウ球菌：MSSA）とグラム陰性小桿菌（*H. influenzae*）が観察された．混合感染のこともある．ひとつ異常を見つけたら，もう1つ探すことが重要．*H. influenzae*はピンク色の背景に隠れて見落としやすい．

す 図 7-6．治療の必要性は，臨床経過，他に見える細菌，痰検体の質，重症度などから，臨床的に判断しています．グラム染色上，はっきりと観察できない場合でも，培養で検出されることもあり，その場合通常治療は不要です 図 7-7．

7）抗酸菌（結核菌または非結核性抗酸菌）図 8-1〜8

　グラム陽性桿菌とされますが，実際には，グラム染色によって染色されにくく透明に抜けてみえ，Gram-ghostまたはGram-neutralとよばれます 図 8-4 図 8-6 [15-18]．顕微鏡のピントをわずかに上下させると，透明に抜けたように見えたり，少し黒い色がついたようにみえたりします．Ziehl-Neelsen染色で赤色の桿菌が観察されます 図 8-1 図 8-3 図 8-5 図 8-7．蛍光染色のほうが感度が高い染色法であり，まず行われることが多いです 図 8-2 図 8-8．

Chapter 4 ● 原因微生物を考える Part 2

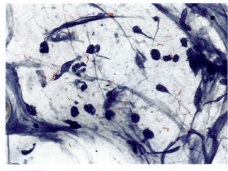

図 8-1 喀痰の抗酸菌染色（結核菌）
Ziehl-Neelsen 染色によって赤く染色されている．

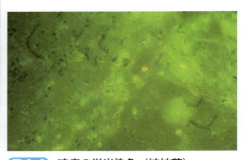

図 8-2 喀痰の蛍光染色（結核菌）
黄色に光っているものが結核菌．

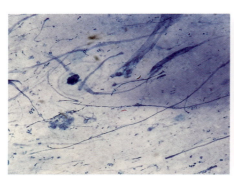

図 8-3 喀痰の抗酸菌染色（結核菌）
Ziehl-Neelsen 染色．不良喀痰でもみえることがある．

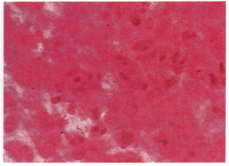

図 8-4 喀痰のグラム染色（非結核性抗酸菌）
グラム染色で染まらないが，透明に見える．"Gram-ghost" または "Gram-neutral" とよばれる．

4 ● グラム染色で推定できる細菌

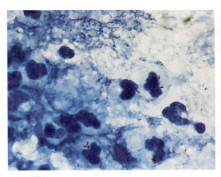

図 8-5 喀痰の抗酸菌染色（非結核性結核菌）
Ziehl-Neelsen 染色．図 8-4 の患者の検体．

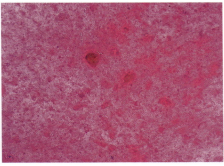

図 8-6 喀痰のグラム染色（結核菌）
グラム染色で染まらないが，透明に見える．"Gram-ghost"または"Gram-neutral"とよばれる．

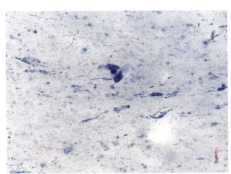

図 8-7 喀痰の抗酸菌染色（結核菌）
Ziehl-Neelsen 染色．図 8-6 の患者の検体．

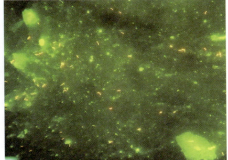

図 8-8 喀痰の蛍光染色（結核菌）
図 8-6 の患者の検体．

8) ノカルジア（*Nocardia* spp.）図 9-1〜5

　肺ノカルジア症は，細胞性免疫不全者や気管支拡張症などの慢性呼吸器疾患患者でみられる稀な感染症ですが，免疫正常者に発症することもあります[19,20]．グラム染色所見が特徴的なため，ここで取り上げました．

　細長い分岐したフィラメント状のグラム陽性桿菌です．菌体はビーズ状に不

Chapter 4 ● 原因微生物を考える Part 2

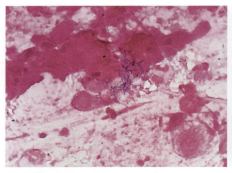

図 9-1 喀痰のグラム染色（*Nocardia* spp.）
細長い分岐したフィラメント状のグラム陽性桿菌．ビーズ状に不均一に染まる．

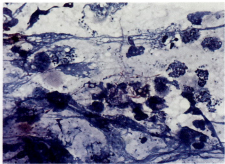

図 9-2 喀痰の Kinyoun 染色（*Nocardia* spp.）

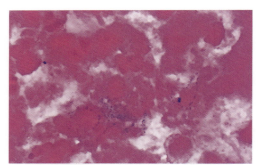

図 9-3 喀痰のグラム染色（*Nocardia* spp.）

均一に染まります 図 9-1 図 9-3 図 9-4 ．*Nocardia* spp. は，弱抗酸性を示すため，脱色の強い Ziehl-Neelsen 染色では脱色（3％塩酸アルコールを使用）が強すぎて赤く染まりませんが，キニヨン（Kinyoun）染色であれば脱色が弱いため（0.5〜1.0％硫酸水），赤く染まり弱抗酸性が確認できます 図 9-2 図 9-5 ．

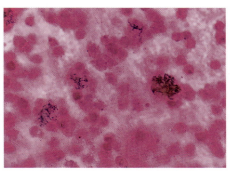
図 9-4 喀痰のグラム染色（*Nocardia* spp.）

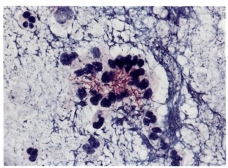
図 9-5 喀痰の Kinyoun 染色（*Nocardia* spp.）

5 ▶ 血液培養─いつ採取するか

1）市中肺炎における血液培養陽性率

一般的には，菌血症を疑った時に血液培養を採取します．血液培養の陽性率は，軽症肺炎で2～8％，重症肺炎で20～30％，全体で6～16％と報告されていますので，市中肺炎と診断したら，全例で採取，という方針でもよいかもしれません[21-26] 表4．

2）各国の肺炎診療ガイドラインにおける血液培養の適応

各国のガイドラインでは，全例の採取を推奨しておらず，症例を絞って，血液培養を採取することを推奨しています．

表4 市中肺炎における血液培養陽性率

全体	6～16％
軽症	2～8％
重症	20～30％

(Torres A, et al. Eur Respir J. 2015；45：1353-63[21]．van der Eerden MM, et al. Eur J Clin Microbiol Infect Dis. 2005；24：241-9[22]．Waterer GW, et al. Respir Med. 2001；95：78-82[23]．Chalasani NP, et al. Chest. 1995；108：932-6[24]．Falguera M, et al. Clin Infect Dis. 2009；49：409-16[25]．Campbell SG, et al. Emerg Med J. 2003；20：521-3[26] から作成)

Chapter 4 ● 原因微生物を考える Part 2

表5 市中肺炎における血液培養の適応（米国）

入院患者のうち，以下の項目のいずれかを満たす場合	
● ICU 入室	● 空洞性病変
● 白血球減少	● アルコール依存
● 重度の慢性肝疾患	● 脾摘後
● 肺炎球菌尿中抗原陽性	● 胸水

（Mandell LA, et al. Clin Infect Dis. 2007；44 Suppl 2：S27-72[2]から作成）

米国のガイドライン[2]では，入院患者の一部に血液培養を推奨しています．以下のいずれかを満たす場合に採取します表5．

一方，欧州のガイドラインでは，「入院患者全例」への採取を推奨しています[27]．どちらのガイドラインも，外来治療開始前の血液培養採取は推奨していません．

日本のガイドラインは[9]，重症肺炎の場合血液培養を採取することを強く推奨していますが，その他の場合については言及していません．

✓ 入院が必要な市中肺炎患者では，全例で血液培養を採取する

3）菌血症のリスク因子

菌血症の可能性を上げる臨床情報は，胸膜痛，CRP≧21.6 mg/dL，ICU入室，抗菌薬事前投与なし，慢性肝疾患，頻脈＞125，頻呼吸＞30，血圧低下＜90 などです[21, 25]．また，重症度（CURB-65 または PSI）が上がるほど，血液培養陽性率は上昇します[21, 23, 25]．

✓ 重症肺炎（CURB-65 3 点以上，PSI IV 以上，ICU 入室）の場合，菌血症率が高い

4）血液培養の有用性

血液培養陽性によって，肺炎の真の原因菌を同定できます．特に，良質な喀痰が採取できず，喀痰培養で原因微生物が同定できない場合に有用と思われます．ただし，喀痰で複数菌みられ，2 菌種以上による肺炎で，そのうち 1 菌種だけ血液培養で検出される，という状況もあり得ますので，解釈には注意が必

要です.

真の原因菌の同定によって，最適治療に変更（多くの場合 de-escalation）できます．ちなみに，市中肺炎の血液培養陽性例の 60〜80％は，肺炎球菌です[21-23] ので，喀痰検査が複数菌感染を示唆しなければ，ペニシリン G 単剤治療に de-escalation 可能です.

血液培養が陽性となった場合，**治療期間の決定**にも有用です．通常の市中肺炎の治療期間は 1 週間程度ですが，菌血症の場合は，2 週間行うことが多いです．*S. aureus* が血液培養から検出された場合は，感染性心内膜炎や肺外の遠隔病変（膿瘍）などの有無によって治療期間は変わりますが，原則血液培養陰性確認から 4 週間以上の治療が必要となります.

✓ 血液培養は，真の原因菌の同定と最適治療の決定に有用なことがある
✓ 血液培養は，治療期間の決定に有用なことがある

5）血液培養の欠点

問題点としては，血液培養の感度が低い，contamination で入院期間や不要な抗菌薬が増加する危険性がある，陽性となることが少ないため全体からみるとあまり治療方針に影響しない，などがあげられています[26, 28, 29].

2 つ目の「contamination で入院期間や不要な抗菌薬が増加するかどうか」，ですが，2 セット採取した場合，きちんと血液培養の結果を解釈すれば入院期間や治療期間が延長することはほとんどないように思います.

3 つ目の「治療方針にあまり影響しない」かどうかは，菌血症の検査前確率に強く影響を受けます．市中肺炎全体の血液培養陽性率は約 10％のため，この 10％で治療内容（治療薬の選択，治療期間など）が確実なものとなるのであれば，それなりのインパクトはあると思います．一方，胸部単純 X 線写真を撮影してみたらわずかに陰影が見つかった程度の軽症肺炎や非定型肺炎を強く疑う状況では，血液培養陽性率は数％未満と予想されるため，血液培養の必要性は低いかもしれません.

6）血液培養の適応

一部の例外を除き，ほぼ全例で血液培養を採取してもよいと考えています.

Chapter 4 ● 原因微生物を考える Part 2

外来治療可能な群のうち，明らかに軽症な場合と非定型肺炎が強く疑われる状況では，血液培養の必要性は低いと思われ，個別に検討してもよいと考えます．表5 を満たす症例は，外来治療群であっても，全例血液培養採取が必要と考えますが，実際にはこの条件を満たす場合は，基本的に入院治療の適応となると思います．

また，市中肺炎を対象とした研究ではありませんが，感染症一般で，**悪寒戦慄**が存在する場合，菌血症の可能性が上昇するため[30]，一見軽症にみえても，血液培養を採取したほうがよいと考えます．

✓ ほとんどの市中肺炎の症例で，血液培養の適応はある
✓ 明らかな軽症，非定型肺炎を強く疑う状況では，血液培養の有用性は低いと思われる

まとめ

- 市中肺炎における血液培養陽性率は約 10%
- そのうち肺炎球菌が 60〜80% を占める
- 原因微生物の同定と最適治療，治療期間の決定に有用である
- 軽症例と非定型肺炎を強く疑う症例以外では，積極的に血液培養を採取する

参考文献

1) Mikasa K, Aoki N, Aoki Y, et al. JAID/JSC guidelines for the treatment of respiratory infectious diseases: The Japanese Association for Infectious Diseases/Japanese Society of Chemotherapy – The JAID/JSC guide to clinical management of infectious disease/Guideline-preparing Committee Respiratory Infectious Disease WG. J Infect Chemother. 2016; 22: S1-S65.

2) Mandell LA, Wunderink RG, Anzueto A, et al. Infectious Diseases Society of America/American Thoracic Society consensus guidelines on the management of community-acquired pneumonia in adults. Clin Infect Dis. 2007; 44 Suppl 2: S27-72.

3) Miyashita N, Shimizu H, Ouchi K, et al. Assessment of the usefulness of sputum Gram stain and culture for diagnosis of community-acquired pneumonia requiring hospitalization. Med Sci Monit. 2008; 14: CR171-6.

5 ● 血液培養

4) Musher DM, Montoya R, Wanahita A. Diagnostic value of microscopic examination of Gram-stained sputum and sputum cultures in patients with bacteremic pneumococcal pneumonia. Clin Infect Dis. 2004; 39: 165-9.

5) Roson B, Carratala J, Verdaguer R, et al. Prospective study of the usefulness of sputum Gram stain in the initial approach to community-acquired pneumonia requiring hospitalization. Clin Infect Dis. 2000; 31: 869-74.

6) Garcia-Vazquez E, Marcos MA, Mensa J, et al. Assessment of the usefulness of sputum culture for diagnosis of community-acquired pneumonia using the PORT predictive scoring system. Arch Intern Med. 2004; 164: 1807-11.

7) Fukuyama H, Yamashiro S, Kinjo K, et al. Validation of sputum Gram stain for treatment of community-acquired pneumonia and healthcare-associated pneumonia: a prospective observational study. BMC Infect Dis. 2014; 14: 534.

8) van der Eerden MM, Vlaspolder F, de Graaff CS, et al. Comparison between pathogen directed antibiotic treatment and empirical broad spectrum antibiotic treatment in patients with community acquired pneumonia: a prospective randomised study. Thorax. 2005; 60: 672-8.

9) 日本呼吸器学会成人肺炎診療ガイドライン 2017 作成委員会，編. 成人肺炎診療ガイドライン 2017. 東京: メディカルレビュー社; 2017.

10) Campbell S, Forbes BA. The clinical microbiology laboratory in the diagnosis of lower respiratory tract infections.?J Clin Microbiol. 2011; 49 (9 Suppl): S30-S33.

11) Ewig S, Schlochtermeier M, Goke N, et al. Applying sputum as a diagnostic tool in pneumonia: limited yield, minimal impact on treatment decisions. Chest. 2002; 121: 1486-92.

12) Geckler RW, Gremillion DH, McAllister CK, et al. Microscopic and bacteriological comparison of paired sputa and transtracheal aspirates. J Clin Microbiol. 1977; 6: 396-9.

13) 岡田　淳，他. 微生物学/臨床微生物学. 第 3 版. 東京: 医歯薬出版; 2010.

14) 小栗豊子，編. 臨床微生物検査ハンドブック. 第 5 版. 東京: 三輪書店; 2017.

15) Hinson JM, Jr., Bradsher RW, Bodner SJ. Gram-stain neutrality of Mycobacterium tuberculosis. Am Rev Respir Dis. 1981; 123: 365-6.

16) Trifiro S, Bourgault AM, Lebel F, et al. Ghost mycobacteria on Gram stain. J Clin Microbiol. 1990; 28: 146-7.

17) Hadano Y. Gram-ghost cells. BMJ Case Rep. 2013; 2013.

18) Kuroda H, Hosokawa N. Gram-ghost bacilli. J Gen Fam Med.2018; 20: 31-2. https: //doi.org/10.1002/jgf2.212.

19) Brown-Elliott BA, Brown JM, Conville PS, et al. Clinical and laboratory features of the *Nocardia* spp. based on current molecular taxonomy. Clin Microbiol Rev. 2006; 19: 259-82.

20) Minero MV, Marin M, Cercenado E, et al. Nocardiosis at the turn of the century. Medicine (Baltimore) . 2009; 88: 250-61.

21) Torres A, Cilloniz C, Ferrer M, et al. Bacteraemia and antibiotic-resistant

Chapter 4 ● 原因微生物を考える Part 2

pathogens in community acquired pneumonia: risk and prognosis. Eur Respir J. 2015; 45: 1353-63.

22) van der Eerden MM, Vlaspolder F, de Graaff CS, et al. Value of intensive diagnostic microbiological investigation in low- and high-risk patients with community-acquired pneumonia. Eur J Clin Microbiol Infect Dis. 2005; 24: 241-9.

23) Waterer GW, Wunderink RG. The influence of the severity of community-acquired pneumonia on the usefulness of blood cultures. Respir Med. 2001; 95: 78-82.

24) Chalasani NP, Valdecanas MA, Gopal AK, et al. Clinical utility of blood cultures in adult patients with community-acquired pneumonia without defined underlying risks. Chest. 1995; 108: 932-6.

25) Falguera M, Trujillano J, Caro S, et al. A prediction rule for estimating the risk of bacteremia in patients with community-acquired pneumonia. Clin Infect Dis. 2009; 49: 409-16.

26) Campbell SG, Marrie TJ, Anstey R, et al. Utility of blood cultures in the management of adults with community acquired pneumonia discharged from the emergency department. Emerg Med J. 2003; 20: 521-3.

27) Woodhead M, Blasi F, Ewig S, et al. Guidelines for the management of adult lower respiratory tract infections--full version. Clin Microbiol Infect. 2011; 17 Suppl 6: E1-59.

28) Campbell SG, Marrie TJ, Anstey R, et al. The contribution of blood cultures to the clinical management of adult patients admitted to the hospital with community-acquired pneumonia: a prospective observational study. Chest. 2003; 123: 1142-50.

29) Corbo J, Friedman B, Bijur P, et al. Limited usefulness of initial blood cultures in community acquired pneumonia. Emerg Med J. 2004; 21: 446-8.

30) Tokuda Y, Miyasato H, Stein GH, et al. The degree of chills for risk of bacteremia in acute febrile illness. Am J Med. 2005; 118: 1417.

Chapter 5

抗菌薬治療

1 ▶ 総論—経験的治療と標的治療

抗菌薬治療は，経験的治療（empiric therapy）と標的治療（definitive therapy）に分けられます．

✓ 抗菌薬は 2 回選択する: 経験的治療と標的治療

1) 経験的治療
培養（喀痰・血液）培養結果が出るまでの最初の数日間の治療のことです．表1の項目を基に原因となる微生物を推定して，その上で投与する抗菌薬を決定します．

表1 原因微生物を推定する（経験的治療を決める）要素
- 疫学（主な原因微生物の頻度）
- 患者背景（基礎疾患）
- 重症度
- 細菌性肺炎と非定型肺炎の鑑別
- 尿中抗原
- 喀痰のグラム染色

その他，自施設のアンチバイオグラム，その患者の過去の培養歴，地域の感染症流行状況なども考慮します．
日本・米国の市中肺炎診療ガイドライン[1, 2]を見ると，経験的治療の推奨は，喀痰のグラム染色などの迅速検査の結果を考慮しておらず，**疫学・重症度**から想定される原因微生物をカバーする抗菌薬が推奨されています．

Chapter 5 ● 抗菌薬治療

　一方で，喀痰のグラム染色と尿中抗原検査が施行可能な状況で，これらの結果も考慮して，**ある程度標的を絞った初期治療**（pathogen directed antibiotic treatment）を行った場合，ガイドラインに基づく広域抗菌薬による経験的治療と同等の成績であることが報告されています[3]．そのため，ガイドラインに記載されている抗菌薬を基本として，迅速検査結果を基に，より確実で（可能であれば）narrow spectrum の抗菌薬を初期治療薬に選択することをお勧めします．

　✓ **経験的治療における抗菌薬の選択は，ガイドラインが基本となる**
　✓ **喀痰のグラム染色と尿中抗原検査で経験的治療の標的をある程度しぼる**

　とはいえ，グラム染色の有用性については第4章で述べてきましたが，実際に良質な喀痰が採取できる可能性は 25％未満であり，結局，微生物学的検査以外の情報から判断する必要があることが多いと思います．そのため，ガイドラインに記載されているような広域スペクトラムの抗菌薬で開始せざるを得ないことが多いのが現状です．

　上記のように多くの場合，主に**疫学**と**重症度**から原因微生物を推定した上で治療薬を選択しますが，その際に考慮すべきことを **表2** にまとめました．

表2 **市中肺炎の経験的治療で考慮すべきこと**

- 肺炎球菌を考慮した抗菌薬を選択する
- 非定型肺炎を疑う場合，重症でなければ，マクロライド系抗菌薬単剤を考慮してもよい
- 細菌性肺炎を疑う場合，βラクタム系抗菌薬単剤を考慮してもよい
- レスピラトリーキノロンを使用する場合は，結核の有無に注意する
- 重症例では，βラクタム系抗菌薬とマクロライド系抗菌薬の併用を考慮する

（日本呼吸器学会成人肺炎診療ガイドライン 2017 作成委員会，編．成人肺炎診療ガイドライン 2017．東京：メディカルレビュー社；2017[2] を参考に作成）

　表2 の「重症」の定義は曖昧ですが，一般的には，「集中治療室（intensive care unit：ICU）入室患者またはそれに準じる重症度の患者」のことを指していることが多いです（例えば，CURB-65 の 3 点以上，PSI の class IV・V，人工呼吸器使用，shock 状態など）．

　同様に，各ガイドラインでは，治療場所が重症度を反映していると考えて，

1 ● 総論

定義が曖昧な「重症度別」ではなく，「治療場所別」に経験的治療のレジメンが記載されています[1,2]．治療場所によって，外来患者群，一般病棟入院患者群，ICU 入室患者群の 3 群に区分されており，外来≒軽症から中等症，一般病棟≒中等症から重症，ICU ≒重症から超重症，というイメージです．

✓ 軽症，中等症，重症の境界は曖昧
✓ 経験的治療は，治療場所（外来，一般病棟，集中治療室）によって区分される

a. 肺炎球菌を考慮した抗菌薬を選択する

もっとも頻度が高く，重症化しやすい肺炎球菌は基本的にカバーする必要があります．他に，頻度の多いインフルエンザ桿菌とマイコプラズマをカバーすることが一般的です．ただし，細菌性肺炎と非定型肺炎の区別が，高い精度でできそうな軽症から中等症の肺炎では，あえて，肺炎球菌のカバーをはずすことがあります（次項で述べますが，実際にはそのようなケースは比較的稀だと思います）．

✓ 市中肺炎の治療では，一部の例外を除き，必ず肺炎球菌をカバーする

b. 非定型肺炎を疑う場合，重症でなければ，マクロライド系抗菌薬単剤を考慮してもよい

c. 細菌性肺炎を疑う場合，βラクタム系抗菌薬単剤を考慮してもよい

日米のガイドラインでは，治療薬選択についておおむね似た内容となっていますが，非定型肺炎のカバーについては，異なる立場を取っています（第 3 章でも述べました）．

日本の肺炎ガイドライン[2,4]は，典型的な非定型肺炎（マイコプラズマ肺炎またはクラミジア肺炎）であれば，問診と身体所見と血算の結果である程度鑑別可能としています．外来症例または一般病棟入院症例において（重症例は除いています），「細菌性肺炎と非定型肺炎の鑑別基準」の結果から，細菌性肺炎の可能性が高い場合は，βラクタム薬単剤治療（非定型肺炎のカバーをしない），非定型肺炎の可能性が高い場合は，非定型肺炎のみを対象とする治療を考慮できる，としています．

Chapter 5 ● 抗菌薬治療

✓ **重症ではない肺炎では,「細菌性肺炎と非定型肺炎の鑑別基準」を参考にする**

　ただし,鑑別基準の感度が80％未満であること（つまり,非定型肺炎の除外する能力がやや低い）と,混合感染の可能性もあることから,実際には鑑別が難しい症例も多く（特に,鑑別基準のcut-off値前後である3〜4項目が該当する場合）,その場合は,どちらもカバーできる治療（例えばセフトリアキソンとアジスロマイシンの併用治療）を考慮します.

　また,集中治療室に入室するほどの重症肺炎の場合は,鑑別基準の妥当性が不明であること（この基準は,重症マイコプラズマ肺炎やレジオネラ肺炎を考慮に入れていません）,経験的治療でカバーできなかった場合に予後が悪化することから,通常どちらもカバーできる治療で開始します.

　実際にどのような症例で,マクロライド単剤治療が実現するのでしょうか.第3章で解説したように,「若年者の非重症肺炎（外来治療可能）かつ鑑別基準（第3章 表5）を満たす」状況くらいだと思います.しかし,実際にはこのような場合でも,念のため肺炎球菌カバーで,アモキシシリン内服を併用していることも結構あるのではないでしょうか.肺炎をマクロライド単剤で治療するのには,勇気がいると思います.

✓ **典型的な非定型肺炎の経過で,軽症肺炎であれば,肺炎球菌カバーは必須ではない**
✓ **しかし,肺炎球菌カバーをはずすのは,なかなか勇気がいる**

　逆に,βラクタム系抗菌薬による単剤治療は,どのような状況で検討されるのでしょうか.鑑別基準の感度が80％未満で,特異度90％以上であることから,非定型肺炎の除外診断能力はやや低いと考えられます.ただし,事前確率が重要ですので,例えば嚥下障害のある高齢者の両側下葉肺炎であれば,よほど細菌性肺炎であると考えられます（このような症例では,非定型肺炎の鑑別項目をほとんど満たしません）.また,非定型肺炎（繰り返しますが,ここでいう非定型肺炎は,マイコプラズマ肺炎とクラミジア肺炎の2つを指します）は,肺炎球菌性肺炎と異なり,数日の治療の遅れで予後が悪化することはほとんどありません.そのことから,中等症までの高齢者の肺炎では,βラクタム

系抗菌薬による単剤治療で開始できることは比較的多いと思います.

> ✓ **重症ではない高齢者の肺炎は, βラクタム系抗菌薬単剤で治療できることが比較的多い**

　一方, 米国のガイドライン[1] は, 臨床的に両者は区別できないという立場をとっており, 市中肺炎の経験的治療は, どんな重症度であっても, 肺炎球菌などの一般細菌と非定型肺炎の原因微生物のどちらもカバーできる抗菌薬を推奨しています.

d. レスピラトリーキノロンを使用する場合は, 結核の有無に注意する

　この章の「コラム フルオロキノロン系抗菌薬の使用上の注意」で詳しく説明します. ちなみに「レスピラトリーキノロン」とは, 肺炎球菌に抗菌活性を持ち肺炎の治療に使用できるようになったフルオロキノロン系抗菌薬のことで, レボフロキサシンやモキシフロキサシンが該当します. シプロフロキサシンは含まれません.

e. 重症例では, βラクタム系抗菌薬とマクロライド系抗菌薬の併用を考慮する

　この章の「9　重症肺炎におけるβラクタム系抗菌薬とマクロライド系抗菌薬の併用」で詳しく説明します.

2) 標的治療

　標的治療とは, 判明した原因菌に対して最適な抗菌薬治療のことで, **培養検査と薬剤感受性試験**の結果を基に選択します. 基本的に, 効果が十分期待できる抗菌薬の中でもっともスペクトラムの狭い抗菌薬を選択します (de-escalation).

　市中肺炎の診療においては, 「良質な喀痰」による培養検査, 血液培養, 尿中抗原検査 (肺炎球菌, *Legionellla pneumophila* 血清群 1), 咽頭ぬぐい液の核酸増幅検査 (*Mycoplasma pneumoniae*) などで原因微生物が同定された後, 薬剤感受性試験結果をもとに, 標的治療へ de-escalation します.

　原因微生物が判明しない場合は, 経験的治療を継続することになります. 培養結果で原因微生物が判明するのは 50% 程度ですので, 50% の症例では経験

Chapter 5 ● 抗菌薬治療

的治療が継続されます．そのため，経験的治療の段階で過剰にスペクトラムの広い抗菌薬を選択してしまうことは，広域抗菌薬の長期使用につながるため，抗菌薬適正使用の観点から，ぜひ避けたいところです．

まとめ

- 抗菌薬は2回選択する：経験的治療と標的治療
- 経験的治療における抗菌薬の選択は，ガイドラインが基本となる
- 喀痰のグラム染色結果によって，経験的治療のスペクトラムを狭められることがある
- 経験的治療は，治療場所（外来，一般病棟，集中治療室）によって区分される
- 経験的治療の基本は，頻度の高い肺炎球菌をカバーすることである
- 若年者の非重症肺炎かつ鑑別基準（第3章 表5 ）を満たす場合は，非定型肺炎のみを治療対象にできる可能性がある
- 培養検査結果（薬剤感受性試験結果を含む）を基に，標的治療にde-escalationする

2 ▶ 原因微生物がはっきりしない場合の経験的治療

　ガイドラインに記載されている経験的治療では，グラム染色所見は考慮されていません．グラム染色も考慮に入れた初期治療については，各原因微生物の標的治療の項目で一緒に説明します．ここでは，グラム染色を施行した結果，良質な検体ではなかった，または，有意な微生物が指摘できなかった場合の経験的治療について，日本と米国のガイドラインの推奨について説明します．

1) 日本のガイドライン [2, 4]

　日本呼吸器学会の成人肺炎診療ガイドライン [2] と，日本感染症学会と日本化学療法学会の感染症治療ガイドライン―呼吸器感染症 [4] を参考にして表を作成しています．両者は，基本となる考え方は同じなのですが，推奨治療薬は多少異なっています．両者の異なる部分は，筆者がよいと考えたほうを採用し

2 ● 原因微生物がはっきりしない場合の経験的治療

ています.

a. 外来患者群

　外来ですので，内服抗菌薬が基本となります．日本感染症学会/日本化学療法学会のガイドラインは，細菌性肺炎を考える場合，非定型肺炎を考える場合，どちらか明らかでない場合に分けて記載されています 表3～5 ．細菌性肺炎を考える場合は，アモキシシリン/クラブラン酸，非定型肺炎を考える場合は，アジスロマイシンまたはミノサイクリン（または，ドキシサイクリン）が推奨されます．毎日外来通院が可能な場合は，アモキシシリン/クラブラン酸の代わりにセフトリアキソンの点滴静注も施行可能です．どちらかはっきりしない

表3 　市中肺炎の外来患者群の経験的治療（細菌性肺炎を疑う場合）

抗菌薬	投与量（正常腎機能の場合）	補足
第 1 選択		
AMPC/CVA＋AMPC	1 回 250/125 mg＋250 mg 1 日 3 回	AMPC/CVA のみでは AMPC 量が少ないため
第 2 選択		
LVFX CTRX（点滴静注）	1 回 500 mg　1 日 1 回 1 回 2 g　24 時間おき	副作用・結核の可能性に注意

AMPC/CVA: アモキシシリン/クラブラン酸，AMPC: アモキシシリン，LVFX: レボフロキサシン，CTRX: セフトリアキソン

表4 　市中肺炎の外来患者群の経験的治療（非定型肺炎を疑う場合）

抗菌薬	投与量（正常腎機能の場合）	補足
第 1 選択		
AZM MINO（DOXY）	1 回 500 mg　1 日 1 回 1 回 100 mg　1 日 2 回	
第 2 選択		
LVFX	1 回 500 mg　1 日 1 回	副作用・結核の可能性に注意

AZM: アジスロマイシン，MINO: ミノサイクリン，DOXY: ドキシサイクリン，LVFX: レボフロキサシン

Chapter 5 ● 抗菌薬治療

表5 市中肺炎の外来患者群の経験的治療（細菌性肺炎と非定型肺炎の鑑別が難しい場合）

抗菌薬	投与量（正常腎機能の場合）
第1選択	
AMPC/CVA＋AMPC CTRX（点滴静注）	1回250/125 mg＋250 mg　1日3回 1回2 g　24時間おき
＋以下のいずれかを併用する	
AZM MINO（DOXY）	1回500 mg　1日1回 1回100 mg　1日2回
第2選択	
LVFX	1回500 mg　1日1回

AMPC/CVA: アモキシシリン/クラブラン酸，AMPC: アモキシシリン，CTRX: セフトリアキソン，AZM: アジスロマイシン，MINO: ミノサイクリン，DOXY: ドキシサイクリン，LVFX: レボフロキサシン

場合は，両者の併用となります．

　レボフロキサシンは，細菌性肺炎と非定型肺炎のどちらもカバーできるため，両者の鑑別が難しい場合，単剤で治療可能です．また1日1錠ですので，アドヒアランスも期待できて，とても有用な薬剤です．ただし，グラム陰性桿菌における耐性化が問題となっており，なるべく使用量を減らしたい薬剤であることと，副作用，薬物相互作用，抗結核作用（結核の診断を遅らせてしまうリスクがある）などがあるため（詳しくは，この章の「コラム フルオロキノロン系抗菌薬の使用上の注意」で説明します），慎重に使用する必要があります．

b. 一般病棟入院患者群 表6

　入院治療のため，βラクタム系抗菌薬は，点滴静注薬が基本となります．非定型肺炎が強く疑われて入院となることは稀だと思われますので，非定型肺炎のみを対象とする状況はほとんどないと思われます．そのため，βラクタム系抗菌薬の単剤治療，または，βラクタム系抗菌薬と非定型肺炎をカバーする抗菌薬の併用治療を行うことが一般的です．また，レボフロキサシンであれば，どちらもカバーできますが，外来患者群のところで述べた理由のため，第1

2 ● 原因微生物がはっきりしない場合の経験的治療

表6 市中肺炎の一般病棟入院患者群の経験的治療

抗菌薬	投与量（正常腎機能の場合）	補足
第1選択		
CTRX ABPC/SBT	1回2g　1日1回 1回3g　1日4回	
＋以下のいずれかを併用する（非定型肺炎の可能性を考慮する場合）		
AZM MINO（DOXY）	1回500 mg　1日1回 1回100 mg　1日2回	内服または点滴静注 MINOは点滴静注薬あり
第2選択		
LVFX（点滴静注）	1回500 mg　1日1回	副作用と結核の可能性に注意

CTRX：セフトリアキソン，ABPC/SBT：アンピシリン/スルバクタム，AZM：アジスロマイシン，MINO：ミノサイクリン，DOXY：ドキシサイクリン，LVFX：レボフロキサシン

選択として使用することはお勧めしません．

c. ICU 入室患者群 表7

　ICU への入室が必要となる重症肺炎で，必ずカバーすべき細菌は，肺炎球菌と *Legionella pneumophila* です．インフルエンザ桿菌など通常の細菌性肺炎の主要な原因微生物もカバーします．重症市中肺炎の原因として，緑膿菌や腸内細菌科細菌が占める割合は数％であり，頻度は低いため全例でカバーする必要はありません．これらの細菌による感染症のリスクを検討して（第3章 表12），リスクがある場合は，カバーできる抗菌薬を選択します（なぜか日本のガイドラインには，第4世代セフェム系抗菌薬であるセフェピムが記載されていませんが，嫌気性菌の関与が疑われない状況では，筆者は好んで使用しています）．

　✓ 重症肺炎＝緑膿菌カバー，ではない
　✓ 緑膿菌性肺炎のリスクがある場合に，緑膿菌をカバーする

　治療薬の選択の基本は，βラクタム系抗菌薬と，マクロライド系抗菌薬またはフルオロキノロン系抗菌薬の併用です．また，グラム染色で cluster を形成

Chapter 5 ● 抗菌薬治療

表7 市中肺炎の集中治療室入室患者群の経験的治療

抗菌薬	投与量（正常腎機能の場合）	補足
βラクタム系抗菌薬		
CTRX	1回2g　1日1回	
ABPC/SBT	1回3g　1日4回	
以下の3剤は緑膿菌性肺炎を考慮した場合に選択		
CFPM	1回2g　　1日2～3回	日本のガイドラインに記載なし
PIPC/TAZ	1回4.5g　1日4回	
MEPM	1回1g　　1日3回	
＋以下のいずれかを併用する		
AZM	1回500mg　1日1回	内服または点滴静注
LVFX（点滴静注）	1回500mg　1日1回	副作用と結核の可能性に注意
＋喀痰グラム染色でGPC clusterがみえた場合，以下のいずれかを併用する		
VCM	1回15～20mg/kg 1日2回	初回は25～30mg/kgをLoadingする
LZD	1回600mg　1日2回	

CTRX: セフトリアキソン，ABPC/SBT: アンピシリン/スルバクタム，CFPM: セフェピム，PIPC/TAZ: ピペラシリン/タゾバクタム，MEPM: メロペネム，AZM: アジスロマイシン，LVFX: レボフロキサシン，VCM: バンコマイシン，LZD: リネゾリド

するグラム陽性球菌が観察された場合は，黄色ブドウ球菌による肺炎を考慮して，抗MRSA薬の併用を検討します．筆者は，バンコマイシンを好んで使用しています．

2）米国のガイドライン[1]

やや古いガイドラインであることと，疫学が異なる（日本では肺炎球菌のほとんどがマクロライド耐性です）ことから，すべての推奨を日本に適応することはできません．適応できると思われる部分を抜粋して説明します．また，繰り返しますが，細菌性肺炎と非定型肺炎を経験的治療開始時点で鑑別はできないという立場で，ガイドラインは作成されています．

a. 外来患者群 表8

　頻度の多い肺炎球菌，インフルエンザ桿菌，*Mycoplasma pneumoniae*，*Chlamydia pneumoniae* をカバーできる治療薬が推奨されています．選択肢は大きく2つあり，βラクタム系抗菌薬とマクロライド系抗菌薬の併用，または，フルオロキノロン系抗菌薬による単剤治療，です．ここで推奨されているβラクタム系抗菌薬の投与量は，日本で認可されている保険用量を大幅に上回っていることに注意が必要です．また，アジスロマイシンの代替薬として，ドキシサイクリン（表8には記載していません）も選択肢として提示されています．フルオロキノロン系抗菌薬の使用については，耐性菌出現についての注意喚起がされています（しかし，推奨度は高く設定されています）．

表8 市中肺炎の外来患者群の経験的治療（米国のガイドライン）

抗菌薬	投与量（正常腎機能の場合）
βラクタム系抗菌薬＋マクロライド系抗菌薬	
AMPC/CVA 高用量 AMPC ＋AZM	1回2g　1日2回（日本にはない製剤） 1回1g　1日3回（日本保険用量の倍量） 1回500mg　1日1回
レスピラトリーキノロン	
LVFX MFLX	1回750mg　1日1回 1回400mg　1日1回

AMPC/CVA：アモキシシリン/クラブラン酸，AMPC：アモキシシリン，AZM：アジスロマイシン，LVFX：レボフロキサシン，MFLX：モキシフロキサシン

b. 一般病棟入院患者群 表9

　外来治療群と同様の理由で，βラクタム系抗菌薬とマクロライド系抗菌薬の併用，または，フルオロキノロン系抗菌薬による単剤治療，が推奨されています．アジスロマイシンは，内服困難であれば静注製剤，内服可能であれば内服薬を使用します．このガイドラインでは，アンピシリンもβラクタム系抗菌薬の選択肢の1つとなっていますが，これはアジスロマイシンで，*H. influenzae* と *Moraxella catarrhalis* のカバーが可能なためです．

Chapter 5 ● 抗菌薬治療

表9 市中肺炎の一般病棟入院患者群の経験的治療（米国のガイドライン）

抗菌薬	投与量（正常腎機能の場合）
βラクタム系抗菌薬＋マクロライド系抗菌薬	
CTRX	1回2g　1日1回
ABPC	1回2g　1日4回
Ertapenem	1回1g　1日1回（日本で認可されていない）
＋AZM	1回500mg　1日1回
レスピラトリーキノロン	
LVFX	1回750mg　1日1回
MFLX	1回400mg　1日1回

CTRX: セフトリアキソン，ABPC: アンピシリン，AZM: アジスロマイシン，LVFX: レボフロキサシン，MFLX: モキシフロキサシン

c. ICU 入室患者群 表10〜12

　日本のガイドラインと同様，肺炎球菌と *Legionella pneumophila* をカバーできる抗菌薬が推奨されています 表10．緑膿菌，または，MRSA による肺炎を考慮すべき場合に限り，これらのカバーを推奨しています 表11 表12．

- ✓ 重症肺炎＝緑膿菌カバー，ではない
- ✓ 緑膿菌性肺炎のリスクがある場合に，緑膿菌をカバーする

表10 市中肺炎の ICU 入室患者群の標準的な経験的治療（米国のガイドライン）

抗菌薬	投与量（正常腎機能の場合）
βラクタム系抗菌薬	
CTRX	1回2g　1日1回
ABPC/SBT	1回3g　1日4回
＋以下のいずれかを併用する	
AZM（点滴静注）	1回500mg　1日1回
LVFX（点滴静注）	1回750mg　1日1回

CTRX: セフトリアキソン，ABPC/SBT: アンピシリン/スルバクタム，AZM: アジスロマイシン，LVFX: レボフロキサシン

2 ● 原因微生物がはっきりしない場合の経験的治療

表11 市中肺炎の ICU 入室患者群の経験的治療（緑膿菌疑い）（米国のガイドライン）

抗菌薬	投与量（正常腎機能の場合）
βラクタム系抗菌薬	
PIPC/TAZ	1 回 4.5g　1 日 4 回
CFPM	1 回 2g　　1 日 3 回
MEPM	1 回 1g　　1 日 3 回
＋以下を併用する	
LVFX（点滴静注）	1 回 750mg　1 日 1 回
AZM（点滴静注）	1 回 500mg　1 日 1 回
※AZM を使用する場合は，アミノグリコシドも併用する	

CFPM: セフェピム，PIPC/TAZ: ピペラシリン/タゾバクタム，MEPM: メロペネム，LVFX: レボフロキサシン，AZM: アジスロマイシン

表12 市中肺炎の ICU 入室患者群の経験的治療（MRSA 疑い）（米国のガイドライン）

抗菌薬	投与量（正常腎機能の場合）
標準治療に以下のいずれかを併用する	
VCM	1 回 15～20 mg/kg　1 日 2 回
LZD	1 回 600 mg　　　1 日 2 回

VCM: バンコマイシン，LZD: リネゾリド

まとめ

- 一部の例外を除き，全例で肺炎球菌をカバーする
- 市中肺炎の入院治療の基本は，CTRX と AZM の併用
- 重症市中肺炎の治療では，必ず肺炎球菌と *Legionella pneumophila* をカバーする
- 重症肺炎であっても，CTRX と AZM の併用が基本
- 緑膿菌，または，MRSA を考慮する場合は，**表11** と **表12** を参考に治療を行う

Chapter 5 ● 抗菌薬治療

3 ▶ 肺炎球菌が疑われる場合の経験的治療と同定後の標的治療 表13

　良質な喀痰検体のグラム染色の特異度は高いため[5]，典型的な肺炎球菌のグラム染色像がみられた場合（第4章の図2-1〜4）は，肺炎球菌性肺炎として治療を開始します．日本で行われた全国調査によると，呼吸器検体から検出されるほとんどの肺炎球菌（99.6％）は，ペニシリンG感受性です[6]．そのため，培養と薬剤感受性試験結果が出る前の経験的治療からペニシリンGなどの狭域スペクトラムの抗菌薬が使用できます 表13．喀痰培養で，肺炎球菌と同定された場合も，当然同様の抗菌薬で治療します．

✓ 肺炎球菌性肺炎の経験的治療は，ペニシリンGが第1選択薬

　ペニシリンGの欠点は，1日6回投与である，ということと，製剤の中に

表13 肺炎球菌性肺炎の治療

抗菌薬	投与量（正常腎機能の場合）	補足
外来治療の場合		
第1選択		
AMPC	1回500 mg 1日3回	
第2選択		
LVFX	1回500 mg 1日1回	日本の添付文書での投与量
入院治療の場合		
第1選択		
PCG ABPC	1回200〜300万単位　1日6回 1回2 g　1日4回	カリウムを含む
第2選択		
CTRX	1回2 g　1日1回	

AMPC: アモキシシリン，LVFX: レボフロキサシン，PCG: ペニシリンG，ABPC: アンピシリン，CTRX: セフトリアキソン

134　　JCOPY 498-13042

4 ● インフルエンザ桿菌が疑われる場合の経験的治療と同定後の標的治療

カリウムが含まれている（100万単位あたり1.53 mEq）[7] ことです．それぞれの病院の人的資源（看護体制など）や腎機能・血清カリウム濃度を加味して治療薬を決めなくてはいけないことも多いと思います．ペニシリンGがなんらかの理由で使用が困難な場合，代替薬として，アンピシリンを選択します．

喀痰のグラム染色で肺炎球菌をみた場合は，複数菌による肺炎に注意してください（第4章の 図2-5）[8, 9]．その場合は，その他の想定される細菌の種類によって，初期治療が変わります．特にグラム陰性桿菌は，ピンク色の背景で見落としてしまうことがあるので，注意が必要です．

ペニシリンG耐性の場合，内服薬であればレスピラトリーキノロンが選択肢となりますが，頻度は低く，レスピラトリーキノロンが必要となる状況はほとんどありません．ちなみにLVFX耐性は2％未満です．また，マクロライド系抗菌薬は，高頻度で耐性菌（85％以上）のため，使用することはありません．

補足ですが，肺炎球菌の薬剤感受性の判定基準は，髄膜炎の時と，それ以外の時で異なります．髄膜炎の場合は，「耐性」の基準がMIC（minimal inhibitory concentration 最少発育阻止濃度）≧0.12 μL/mL と低い値に設定されていて，約50％がペニシリンG耐性と判定されます．一方，肺炎の場合はMIC≧8 μL/mL で「耐性」と判定されます[10]．

まとめ

- 肺炎球菌性肺炎の治療は，ペニシリンGが第1選択
- 複数菌感染のことがあるため，注意して喀痰グラム染色を評価する
- 肺炎診療において，ペニシリン耐性肺炎球菌はほとんど存在しない

---

4 ▶ インフルエンザ桿菌が疑われる場合の経験的治療と同定後の標的治療

肺炎球菌性肺炎の時と同様，良質の喀痰グラム染色で典型的なグラム陰性球桿菌が観察できた場合は，インフルエンザ桿菌による肺炎と考えることができ

Chapter 5 ● 抗菌薬治療

ます（第4章 図3-1〜3）．2012年の日本における呼吸器検体の全国調査では，アンピシリン感受性株（β-lactamase negative ampicillin susceptible: BLNAS）は34.2%，アンピシリン中等度耐性株（β-lactamase negative ampicillin intermediate resistant: BLNAI）は22.9%，βラクタマーゼ産生アンピシリン耐性株（β-lactamase producing ampicillin resistant: BLPAR）は5.6%，βラクタマーゼ非産生アンピシリン耐性株（β-lactamase negative ampicillin resistant: BLNAR）は37.2%と報告されています[6]表14．それぞれの詳しい耐性機序については，成書をご参照ください．

薬剤感受性試験結果判明までの治療は，約40%を占めるBLARをカバーできる第3世代セフェム系薬（セフトリアキソン1回2g，1日1回）で行います．

✓ インフルエンザ桿菌による肺炎の経験的治療は，セフトリアキソン

感受性試験結果がでたら，効果のある抗菌薬にde-escalationします表15．レスピラトリーキノロンとアジスロマイシン耐性はほとんど報告されていないため，内服薬で治療する場合使用可能です．

まとめ

- インフルエンザ桿菌による肺炎を疑った場合の経験的治療は，セフトリアキソン
- 感受性試験結果によって，de-escalationする

表14　*H. influenzae* の感受性による分類とそれぞれの第1選択薬

株	割合	第1選択薬
BLNAS	34.2%	アンピシリン
BLPAR	5.6%	アンピシリン/スルバクタム
BLNAI	22.9%	セフトリアキソン
BLNAR	37.2%	セフトリアキソン

(Yanagihara K, et al. J Infect Chemother. 2017; 23: 587-97[6] から作成)

5 ● *Moraxella catarrhalis* が疑われる場合の経験的治療と同定後の標的治療

表15 *H. influenzae* 肺炎の治療

抗菌薬	投与量（正常腎機能の場合）	
ABPC 感受性の場合（BLNAS）		
ABPC	1回2g	1日4回
AMPC	1回500 mg	1日3回
ABPC 耐性かつ ABPC/SBT 感受性の場合（BLPAR）		
ABPC/SBT	1回3g	1日4回
AMPC/CVA＋AMPC	1回1錠ずつ	1日3回
※AMPC/CVA＋AMPC で，1回につき AMPC 500 mg，CVA 125 mg が含まれる		
ABPC/SBT 耐性の場合（BLNAR，BLNAI）		
CTRX	1回2g	1日1回
LVFX（内服または点滴静注）	1回500 mg	1日1回

ABPC: アンピシリン，AMPC: アモキシシリン，ABPC/SBT: アンピシリン/スルバクタム，AMPC/CVA: アモキシシリン/クラブラン酸，CTRX: セフトリアキソン，LVFX: レボフロキサシン

5 ▶ *Moraxella catarrhalis* が疑われる場合の経験的治療と同定後の標的治療

　喀痰グラム染色で，典型的なそら豆状のグラム陰性双球菌が観察できた場合は（第4章の **図4-1〜5**），*Moraxella catarrhalis* 肺炎として治療可能です **表16**．ほとんどの株が，β ラクタマーゼを産生するため，アンピシリン耐性です．効果の期待できる薬剤は，アンピシリン/スルバクタム，アモキシリン/クラブラン酸，ST 合剤，第2・第3世代セフェム，マクロライド，フルオロキノロンなどであり，これらの耐性はほとんどありません [2, 4, 6]．

　✓ *Moraxella catarrhalis* 肺炎の治療は，アンピシリン/スルバクタム

Chapter 5 ● 抗菌薬治療

表 16 *Moraxella catarrhalis* 肺炎の治療

抗菌薬	投与量（正常腎機能の場合）
点滴静注薬	
ABPC/SBT	1回3g　1日4回
CTRX	1回2g　1日1回
CTM	1回2g　1日3回
内服薬	
AMPC/CVA＋AMPC	1回1錠ずつ　1日3回
※AMPC/CVA＋AMPC で，1回につき AMPC 500 mg，CVA 125 mg が含まれる	
AZM	1回500 mg　1日1回
LVFX	1回500 mg　1日1回

ABPC/SBT: アンピシリン/スルバクタム，CTRX: セフトリアキソン，CTM: セフォチアム，AMPC/CVA: アモキシシリン/クラブラン酸，AZM: アジスロマイシン，LVFX: レボフロキサシン

> **まとめ**
>
> ・*Moraxella catarrhalis* 肺炎の治療は，アンピシリン/スルバクタム
> ・代替薬は，第2または第3世代セフェム，アジスロマイシン，フルオロキノロン

6 ▶ 腸内細菌科細菌が疑われる場合の経験的治療と同定後の標的治療

　良質な喀痰のグラム染色で，典型的な太めのグラム陰性桿菌が観察できた場合は（第4章の 図 5-1〜4 ），腸内細菌科細菌の可能性が高いと考えることができます．*Klebsiella pneumoniae* のことが多いですが，大腸菌も肺炎を起こすことがあります．

　2012年の全国調査では，気道検体から検出された *K. pneumoniae* は，アンピシリン/スルバクタム感受性が87.4%，セフトリアキソン感受性が95.8%，4.2%が ESBL（extended-spectrum β-lactamase 器質特異性拡

6 ● 腸内細菌科細菌が疑われる場合の経験的治療と同定後の標的治療

張型βラクタマーゼ）産生株，レボフロキサシン感受性が96.4％でした[6]．

　また，2017年の全国調査の結果で，大腸菌の（全検体における）薬剤感受性率は，アンピシリン47.2％，セフォタキシム71.7％，レボフロキサシン58.0％と非常に悪い結果が報告されています[11]．ただし，この結果は入院患者も含まれているため，おそらくこの値よりも，市中発症の感染症における感受性率は高いと思われます．

　初期治療の標準治療薬は，セフトリアキソンまたはアンピシリン/スルバクタムですが，**各病院のアンチバイオグラム**と，その患者の**過去の培養での耐性菌検出歴**から判断する必要があります 表17 ．

✓ 腸内細菌科細菌による肺炎の経験的治療は，セフトリアキソンまたはアンピシリン/スルバクタム（院内アンチバイオグラムと過去の培養結果を参考にする）

　ESBL産生菌の可能性がある場合（以前にESBL産生菌の検出歴がある場合など）は，カルバペネム系抗菌薬で治療を開始します．

✓ ESBL産生菌の可能性があるかどうかが，治療薬を選択する上で重要

表17 腸内細菌科細菌による市中肺炎の一般的な経験的治療薬

抗菌薬	投与量（正常腎機能の場合）
点滴静注薬	
CTRX	1回2g　1日1回
ABPC/SBT	1回3g　1日4回
内服薬	
AMPC/CVA＋AMPC ※AMPC/CVA＋AMPCで，1回につきAMPC 500 mg，CVA 125 mg含まれる	1回1錠ずつ　1日3回
LVFX	1回500mg　1日1回
ESBL産生菌を考慮する場合	
MEPM	1回1g　1日3回

CTRX：セフトリアキソン，ABPC/SBT：アンピシリン/スルバクタム，AMPC/CVA：アモキシシリン/クラブラン酸，LVFX：レボフロキサシン，MEPM：メロペネム

Chapter 5 ● 抗菌薬治療

> **まとめ**
> ・ 腸内細菌科細菌による肺炎の標準治療薬は，CTRX または ABPC/SBT
> ・ 院内アンチバイオグラムと過去の培養結果を参考にする
> ・ ESBL 産生菌を想定する場合は，カルバペネム系抗菌薬で治療する

7 ▶ 緑膿菌が疑われる場合の経験的治療と同定後の標的治療

　良質な喀痰のグラム染色で，腸内細菌科と比べて細いグラム陰性桿菌がみえた場合（第 4 章の 図6-1 と 図6-4），緑膿菌性肺炎のリスクがある場合（第 3 章の 表12）に，抗緑膿菌活性のある抗菌薬を選択します 表18．緑膿菌の感受性パターンは，医療施設によって異なるため，院内アンチバイオグラムで，感受性のよい抗菌薬を選択してください．通常，肺炎球菌をカバーできない抗菌薬を治療開始時点から選択することはないため，セフタジジムとアズトレオナムを経験的治療として使用することはありません．

表18　緑膿菌性肺炎の治療薬

抗菌薬	投与量（正常腎機能の場合）
初期治療または標的治療として使用可能	
CFPM	1 回 2 g　　1 日 3 回
PIPC/TAZ	1 回 4.5 g　1 日 4 回
MEPM	1 回 1 g　　1 日 3 回
標的治療としてのみ使用可能	
CAZ	1 回 2 g　1 日 3 回
AZT	1 回 2 g　1 日 3 回

CFPM: セフェピム，PIPC/TAZ: ピペラシリン/タゾバクタム，MEPM: メロペネム，
CAZ: セフタジジム，AZT: アズトレオナム

8 ● 黄色ブドウ球菌が疑われる場合の経験的治療と同定後の標的治療

まとめ

- 緑膿菌性肺炎を疑う状況を理解する（第3章 表12）
- 緑膿菌性肺炎を疑った場合，抗緑膿菌かつ抗肺炎球菌活性のある抗菌薬を選択する
- セフェピムまたはピペラシリン/タゾバクタムで開始することが多い
- 院内アンチバイオグラムを活用する

8 ▶ 黄色ブドウ球菌が疑われる場合の経験的治療と同定後の標的治療

　良質な喀痰のグラム染色で，cluster を形成するグラム陽性球菌（Gram positive cocci in cluster：GPC cluster）が見えた場合，黄色ブドウ球菌による肺炎を考えます．インフルエンザ後の肺炎や壊死性肺炎の場合に，黄色ブドウ球菌性肺炎の可能性が高くなります[1]．単一菌である場合や，菌量が多い場合に，黄色ブドウ球菌性肺炎として治療することが多いです（第4章の図7-1〜3）．この菌量が「多い」というのは，主観的に判断しています．治療適応は，その他，リスク因子（インフルエンザ後の肺炎，空洞影を伴う浸潤影を呈する場合，MRSA 保菌者などの情報），重症度，喀痰グラム染色で観察されるその他の細菌の量などを踏まえて，「経験的に」判断することが多いです．

　経験的治療は，MRSA を考慮して，抗 MRSA 薬を使用します．同定・感受性試験結果によって，de-escalation を検討します 表19．

　✓ インフルエンザ後や壊死性肺炎の患者の喀痰グラム染色で GPC cluster がたくさん観察できた場合に，抗 MRSA 薬を追加する

Chapter 5 ● 抗菌薬治療

表19 黄色ブドウ球菌性肺炎の経験的治療と同定後の標的治療

治療薬	投与量
経験的治療	
VCM	1回 15〜20 mg/kg　1日2回 初回投与量：25〜30 mg/kg，目標トラフ濃度：15〜20 μg/mL
LZD	1回 600 mg　1日2回
標的治療	
MSSA の場合	
CEZ	1回 2 g　1日3回
MRSA の場合は経験的治療を継続	

VCM：バンコマイシン，LZD：リネゾリド，MSSA（Methicillin-susceptible *Staphylococcus aureus*）：メチシリン感受性黄色ブドウ球菌，CEZ：セファゾリン，MRSA（Methicillin-resistant *Staphylococcus aureus*）：メチシリン耐性黄色ブドウ球菌

まとめ

- 黄色ブドウ球菌性肺炎は，インフルエンザ後や壊死性肺炎の場合に考慮する
- 喀痰グラム染色は診断に有用（たくさんの GPC cluster が観察される）
- 経験的治療は，バンコマイシンが基本
- MSSA の場合は，セファゾリンで治療する

9 ▶ 重症肺炎におけるβラクタム系抗菌薬とマクロライド系抗菌薬の併用

　今まで述べてきたように一般病棟または ICU に入院する肺炎の経験的治療は，非定型肺炎をカバーすることが推奨されていますが，実際に予後を改善することを示した data はあるのでしょうか．βラクタム系抗菌薬との併用薬で，マクロライド系抗菌薬が特に研究されていますので，それをここでご紹介します．

9 ● 重症肺炎におけるβラクタム系抗菌薬とマクロライド系抗菌薬の併用

以前から菌血症を伴った肺炎球菌性肺炎[12]や shock や人工呼吸器管理のため ICU に入室が必要な重症市中肺炎[13, 14]で，マクロライド系抗菌薬を併用すると死亡率が低下する可能性が指摘されていました．また，フルオロキノロン（シプロフロキサシンを含む）を併用薬として選択した場合よりもマクロライドを併用したほうが予後はよい可能性[14]，単剤治療で原因微生物をカバーしていたとしても併用治療のほうが予後がよい可能性[13]も示唆されていましたが，ほとんどが観察研究であり，質の低いものでした．

✓ 重症市中肺炎において，βラクタム系抗菌薬で原因微生物をカバーしていたとしても，マクロライド系抗菌薬の追加は予後を改善する可能性が示唆されてきた

質の高い無作為比較試験は，2014 年にスイス，2015 年にオランダから発表されました．スイスからの報告では，moderately severe の市中肺炎で入院した患者（PSI class V は除外）を対象として，βラクタム系抗菌薬の単剤治療と，βラクタム系抗菌薬とクラリスロマイシンの併用治療を比較しました．初期評価項目（primary endpoint）は，治療開始 7 日目における臨床的安定性で，単剤治療が「劣っていないこと」は示せませんでしたが（「非劣性」試験で「非劣性」が示せませんでした），ほぼ同等でした．副次的評価項目（secondary endpoint）である死亡率，入院期間，ICU 入室率なども同等でした．ただし，非定型肺炎の場合は併用群のほうが治療成功率が高く（当然ですね），PSI class IV 群では併用群で治療成績がよい傾向が示されました[15]．

オランダからの報告は，一般病棟に入院した市中肺炎患者（軽症または中等症が多い）を対象として，βラクタム系抗菌薬単剤，レスピラトリーキノロン単剤，βラクタム系抗菌薬とマクロライド系抗菌薬の併用，の 3 群の死亡率を比較しました．90 日死亡率は，3 群で同等で，入院期間や点滴抗菌薬使用期間も同等でした[16]．これら 2 つの研究から，中等症までの肺炎であれば，マクロライド併用効果は，非定型肺炎の場合を除いて，予後を改善しないことが示されました．

✓ 中等症の市中肺炎（一般病棟入院）において，マクロライド併用は予後を改善しない

JCOPY 498-13042

143

Chapter 5 ● 抗菌薬治療

　日本呼吸器学会の成人肺炎診療ガイドライン 2017 作成委員会は，それまでの β ラクタム系抗菌薬とマクロライド系抗菌薬の併用治療と β ラクタム系抗菌薬単剤治療を比較した研究のメタ解析を行いました[17]．結果は，市中肺炎全体では，併用治療が予後を改善することが示されました．しかし，無作為比較試験に限定すると，差はありませんでした．また，サブグループ解析では，重症肺炎（PSI≧IV，CURB-65≧2）で，単剤治療よりも併用治療がよい可能性が示されましたが，軽症から中等症の肺炎では差はありませんでした．ただし，重症肺炎を対象とした研究は，すべて観察研究であり，質の高いものではありません．このメタ解析から言えることは，

✓ **重症肺炎の場合，マクロライド系抗菌薬の併用は，予後を改善する可能性がある**

ということだと考えます．サブグループ解析であること，併用効果を示した無作為比較試験が存在しないことから，「可能性がある」にとどまります．重症市中肺炎に対象を限定した単剤治療と併用治療の無作為比較試験が行われれば，その答えが出るかもしれませんが，重症肺炎において併用治療を行わないことは，倫理的に問題がある可能性があり（単剤治療ほうが，カバーできる細菌が明らかに少なく，成績が悪くなる可能性が高いため），現実的ではないように思います．

　その他，まだわかっていないことは，いくつかあります．1 つは，なぜマクロライド系抗菌薬の併用が予後を改善するのか，ということです．純粋にカバーを広げるため，または，マクロライド系抗菌薬の抗炎症作用や免疫賦活作用があるため，などの理由が想定されています[2]．

　2 つ目は，併用薬としての，フルオロキノロン系抗菌薬（特にレスピラトリーキノロンであるレボフロキサシン）とマクロライド系抗菌薬の効果の違いについてです．現時点では，β ラクタム系抗菌薬とレスピラトリーキノロンの併用 vs β ラクタム系抗菌薬とマクロライド系抗菌薬の併用，の効果を比較した無作為比較試験はありません．筆者の個人的な見解ですが，あえて緑膿菌をカバーするレボフロキサシンを併用薬として使用するメリットは，緑膿菌性肺炎を考慮する場合以外はあまりないと思いますので，基本的に併用薬は，アジスロマイシンを選択すればよいと考えています．β ラクタム系抗菌薬との併用

薬としての，アジスロマイシンとレボフロキサシンの無作為比較試験が行われることがあれば，その答えが出ると思います．

　3つ目は，「重症肺炎」の定義です．研究によってその定義が異なるため，併用治療がどの患者に本当に有益なのか，正確なところはわかっていません．一般病棟に入院した市中肺炎患者での併用による死亡率の改善効果は認められなかったことから，ICU入室が「重症」の目安となると思います．

まとめ

- 中等症の市中肺炎の治療において，一律の非定型肺炎カバーは予後を改善しない
- 重症市中肺炎では，原因微生物に関係なく，マクロライド併用で予後が改善する可能性があるため，アジスロマイシンの併用を考慮する
- 「重症肺炎」の定義は明確なものはないが，ICU入室がひとつの目安となる

10 ▶ 市中肺炎における副腎皮質ステロイドの役割

　副腎皮質ステロイドによる抗炎症作用によって，解熱・全身状態の改善，ガス交換能の改善，血圧上昇，過剰なサイトカインの産生抑制などが期待されて，多くの臨床試験が行われてきました[2]．ここでは，その効果について説明します．

1）死亡率

　複数のメタ解析が発表されており，入院を必要とする肺炎全体における死亡率を改善させる効果は認められていません．一方，重症市中肺炎に限定した場合（サブグループ解析）は，死亡率が約5～10％低下する可能性が示唆されています[18-21]．ただし，重症市中肺炎における死亡率改善効果を否定したメタ解析も存在します[22,23]．「重症肺炎」の定義は，研究によって異なるため，どの患者群がもっともステロイドの恩恵をうけるか正確なところははっきりし

Chapter 5 ● 抗菌薬治療

ていませんが，PSI class IV または V，IDSA ガイドラインにおける重症肺炎の定義（ICU 入室基準）を満たすもの（第 2 章 表13），ICU 入室患者，などが目安となると思われます．

> ✓ 副腎皮質ステロイドは，市中肺炎全体の死亡率を改善しない
> ✓ 重症市中肺炎の死亡率を改善させる可能性がある

2）臨床的安定化までの期間，入院期間，ICU 入室期間

　入院を必要とする市中肺炎において，副腎皮質ステロイドは，臨床的安定化までの期間，ICU 入室期間，入院期間，を 1 日程度短縮する可能性があります [18-20, 23]．臨床的安定化は，「バイタルサインが正常範囲内となり，呼吸不全から回復した状態」を指しています．

> ✓ バイタルサインの安定化は，約 1 日早くなる

3）重篤な合併症の予防効果

　急性呼吸窮迫症候群（acute respiratory distress syndrome：ARDS）の発症が 6.2% 減少する可能性があります [18]．また，昇圧薬の使用や人工呼吸器の使用が減少する可能性も指摘されています [18, 19]．

4）副作用

　高血糖は増加しますが，ステロイドによる大きな合併症の増加は指摘されていません [18-21, 23]．

> ✓ 重症市中肺炎の場合は，副腎皮質ステロイドの投与を考慮してもよい

5）ステロイドの使用方法

　使用する副腎皮質ステロイドの種類・投与量・投与期間は，研究によって異なりますが，概ね，プレドニン 40〜50 mg/日，メチルプレドニゾロン 1 mg/kg/日，ハイドロコルチゾン 200〜300 mg/日が 5〜10 日間投与されています [18, 20, 21, 24, 25] 表20．

10 ● 市中肺炎における副腎皮質ステロイドの役割

表20 重症市中肺炎における副腎皮質ステロイドの投与方法

副腎皮質ステロイド	投与量	投与期間
プレドニン メチルプレドニゾロン ハイドロコルチゾン	40〜50 mg/日 1 mg/kg/日（分2） 200 mg/日	5〜10日

6) ステロイド投与の適応とならない患者群

　ほとんどの研究で，3カ月以内の消化管出血，免疫不全状態，妊婦が除外されているため，これらの患者群では投与しないほうがよいと考えます．コントロール不良の糖尿病がある場合も控えたほうがよいかもしれません．また，インフルエンザウイルス感染とアスペルギルス感染症の場合は，ステロイドによって予後が悪化する可能性[26,27]が指摘されていますので，使用しないほうが無難でしょう．

まとめ

- 副腎皮質ステロイドは，市中肺炎全体の死亡率を改善しない
- 対象を重症市中肺炎に限定した場合，死亡率を改善する可能性がある
- 「重症肺炎」の定義は研究によって異なるが，ICU入室基準がひとつの目安となる
- バイタルサインの安定化が1日早まり，重篤な合併症が減少する可能性がある
- 副腎皮質ステロイドは，重症市中肺炎に限定して使用を検討する

Chapter 5 ● 抗菌薬治療

COLUMN

肺炎随伴性胸水と膿胸

　市中肺炎の患者さんの一部では，胸水を伴ったり，膿胸を合併したりすることがあります．そのような状況が起こった場合の考え方と対応方法を説明します．

1）肺炎随伴性胸水と膿胸の頻度

　まず頻度ですが，市中肺炎の20～40%程度で胸水が貯留し[28, 29]，そのうちの5～10%が膿胸に進展します．つまり，市中肺炎の数%が膿胸を合併することになります[29]．報告によっては，市中肺炎全体の1%未満というものもあります[30]．

　✓ 市中肺炎の数%で，膿胸を合併する

2）膿胸の定義

　「膿胸」という単語はよく使用されると思いますが，実際の定義をきちんと述べることができる人は少ないのではないでしょうか．というのも，「膿胸」の定義は，実は明確に決まったものはありません．一般的に「膿胸」は，「胸腔内に膿が貯留した状態」を意味しますが，実際の臨床現場では，胸水検査で「膿性胸水（見た目が膿）」「胸水のグラム染色または胸水培養で微生物を検出」の場合（つまり見た目は「膿」でなくてもよい），「膿胸」と診断します[29]．

　✓ 胸水の見た目が膿，または，胸水グラム染色陽性または培養陽性の場合に，「膿胸」と診断する

　肺炎患者で胸水が貯留した場合，アメリカ胸部医学会（American College of Chest Physician：ACCP）のガイドラインでは，単純性肺炎随伴性胸水（表21 の Category 1 と2），複雑性肺炎随伴性胸水（Category 3），膿胸（Category 4）に分類しています[31]．

　しかし実際には，このように肺炎随伴性胸水と膿胸を4段階に分類するこ

10 ● 市中肺炎における副腎皮質ステロイドの役割

表21　肺炎随伴性胸水の分類

Category	胸水の状態	胸水の微生物検査	胸水 pH	ドレナージの必要性
1	少量，側臥位の胸部単純X線写真で 10 mm 未満	グラム染色・培養どちらも陰性		なし
2	少量から中等量，10 mm 以上から胸郭の 50%未満		>7.2	
3	大量（胸郭の 50%以上），被包化胸水，壁側胸膜の肥厚	グラム染色・培養いずれかが陽性	<7.2	あり
4		膿		

Category 3 または 4 は，3 項目のうち 1 つでも満たせばよい
（Colice GL, et al. Chest. 2000；118：1158-71[31] から作成）

とは，難しいことが多く，また，この分類にこだわる必要もあまりないと筆者は考えています．例えば，胸腔穿刺前に抗菌薬が投与されている患者の胸水培養が陰性であった場合，「（抗菌薬投与によって培養が陰性となってしまった）膿胸」なのか「（もともと培養が陰性の）肺炎随伴性胸水」なのか，判別は困難です．

　これらを正確に区別するよりも，胸腔ドレナージが必要な病態（Category 3 または 4）なのか，不要な病態（Category 1 または 2）なのか，を判断することが，治療方針を決めるにあたって重要です（後述の「肺炎随伴性胸水・膿胸の診断」を参照してください）．

　✓ **正確な診断よりも，胸腔ドレナージが必要な病態かどうかの判断が重要**

3）原因微生物

　膿胸といえば嫌気性菌，というイメージがあるかもしれませんが，統計データによると必ずしもそうではありません．通常の市中肺炎に続発した膿胸の原因微生物は，肺炎球菌，黄色ブドウ球菌，*Klebsiella pneumoniae*，インフルエンザ桿菌などの**一般的な市中肺炎の原因微生物**が多いとされています[32]．

　もとの感染症が，誤嚥性肺炎，肺膿瘍，口腔咽頭膿瘍の場合は，**嫌気性菌**が

Chapter 5 ● 抗菌薬治療

関与する可能性が高くなります．嫌気性菌でよく検出されるものは，*Fuso-bacterium* spp.，*Prevotella* spp.，*Bacteroides* spp.，*Peptostrepto-coccus* spp. などの口腔・腸管内に常在する細菌です [32-35]．嫌気性菌が関与する頻度は，培養が難しいことなどから正確なところはわかりませんが，報告によって30～70%くらいのばらつきがあります．複数菌感染のこともよくあります [33]．

　また，最近の報告では，*Streptococcus anginosus* group の頻度が高い可能性が指摘されています [30]．

✓ 膿胸の原因は，通常の市中肺炎の原因微生物，嫌気性菌，*S. anginosus* などを考える

4) 肺炎随伴性胸水・膿胸の診断

　適切な抗菌薬治療に反応しない市中肺炎の場合，肺炎随伴性胸水の存在を考慮します．まず画像検査で評価します．胸部単純X線写真がもっとも簡便です．正面像で胸水を見つけるためには，胸水が175 mL以上貯留していないとわからないとされています [29]．詳細に評価する場合は，**超音波検査**または**胸部CT検査**を行います．これらは，胸腔穿刺や胸腔ドレナージを行う場合には必須の検査です．

✓ 適切な抗菌薬治療に反応しない市中肺炎で，肺炎随伴性胸水/膿胸の可能性を考慮する

　胸水が貯留しており，エコー検査で穿刺可能と判断された場合は，胸腔穿刺を行います（目安は，表21 の Category 2～4 です）．

✓ 肺炎随伴性胸水では，技術的に可能であれば，原則，全例胸腔穿刺する

　胸水を採取した際に提出する検査は，細胞数，白血球分画，pH，LD，糖，グラム染色，培養（好気培養，嫌気培養，抗酸菌培養）です 表22．培養は，通常の**固形培地**を使用した培養の他に，**血液培養ボトル**（好気ボトルと嫌気ボトルに5 mLずつ注入）を使用します [36, 37]．培養検査は，2つの方法を併用したほうが細菌の検出感度が上昇します．

10 ● 市中肺炎における副腎皮質ステロイドの役割

表22 **胸水で行う検査**

- 細胞数，細胞分画
- pH
- LD
- 糖
- グラム染色
- 培養（好気培養，嫌気培養，抗酸菌培養）
  ※通常の固形培地の他に，血液培養ボトル（好気・嫌気ボトル5 mLずつ）を使用

　先に述べましたように，「膿胸」や「複雑性肺炎随伴性胸水」と診断するよりも，「胸腔ドレナージが必要な病態」かどうかの判断が重要です．胸腔ドレナージの適応は，**表23**の項目を参考に判断します．

表23 **肺炎随伴性胸水・膿胸における胸腔ドレナージの適応**

- 胸水グラム染色陽性
- 胸水培養陽性
- 胸水 pH<7.2
- 胸水 LD>1000 IU/L
- 胸水糖<40 mg/dL
- 被包化胸水（隔壁が形成されている）

(Shen KR, et al. J Thorac Cardiovasc Surg. 2017；153：e129-e46[29]) をもとに作成）

5）治療

　治療は，**抗菌薬治療**と，**表23**の病態では**胸腔ドレナージ**が必要です．抗菌薬は，市中肺炎の原因微生物を標的としますが，胸水培養の結果と病態から想定される微生物もカバーします（例えば，誤嚥性肺炎患者の膿胸では，喀痰培養や胸水培養から検出されていない嫌気性菌も治療対象とします）．多くの市中発症の膿胸の抗菌薬治療では，アンピシリン/スルバクタム，または，セフトリアキソンとメトロニダゾールの併用治療，が選択されます[4, 29]．

　　✓ **膿胸の治療は，抗菌薬と胸腔ドレナージ**

　治療期間は，ドレナージの状態や臨床経過次第ですが，通常2〜6週間程度治療することが多いです[29]．点滴静注薬で治療を開始しますが，治療経過良

Chapter 5 ● 抗菌薬治療

好・ドレナージ良好・bioavailability のよい内服抗菌薬で治療可能・患者本人が内服可能な状態，などの条件を満たせば，内服抗菌薬に変更可能です．

胸腔ドレーンは，細いもの（14 Fr 未満）でも，太いものと比較して治療成績は同等とされていますが[29]，筆者は，閉塞を危惧して 18 Fr 程度のものを使用することが多いです．ドレーン閉塞予防のために，定期的な生理食塩水によるフラッシュ（例えば 1 回 20 mL を 6 時間おき）が推奨されています．また，挿入後 24 時間以内に，胸部 CT でドレーンの位置確認を行います．

ここまでの治療に対する反応が悪い場合は，胸腔内への繊維素溶解薬の投与や胸腔鏡下のデブリドマン（ビデオ下胸腔鏡手術，video-assisted thoracoscopic surgery：VATS）が行われることがあります．手術適応については，呼吸器外科医にコンサルトしてください．

✓ ドレナージ不十分の場合は，手術適応について呼吸器外科にコンサルト

まとめ

- 市中肺炎の 20〜40％で胸水が貯留し，数％で膿胸を合併する
- 原則全例胸腔穿刺を行う
- 胸腔ドレナージが必要な病態かどうかの判断が重要である
- 胸水の微生物学的検査，pH，LD，糖，エコー所見からドレナージの適応を判断する
- 胸水の培養検査は，通常の培地の他，血液培養ボトル（好気・嫌気）を使用する

COLUMN

フルオロキノロン系抗菌薬の使用上の注意

市中肺炎の診療において，レボフロキサシンなどのフルオロキノロン系抗菌薬は重要な役割を果たしています．肺炎球菌，インフルエンザ桿菌，モラキセラ，緑膿菌を含むほとんどのグラム陰性桿菌，非定型肺炎の原因菌，レジオネ

10 ● 市中肺炎における副腎皮質ステロイドの役割

ラに抗菌活性があって，とても便利な抗菌薬です．しかし，欠点も多いため，注意して使用すべき薬剤であり，ここでは使用上の注意点について説明していきます．

　フルオロキノロン系抗菌薬の使用上に注意点は，大きく3つに分けられます．

　✓ 結核菌への抗菌活性
　✓ 副作用が多い
　✓ 薬物相互作用に注意する

1）結核菌への抗菌活性

　レボフロキサシンをはじめとするトスフロキサシン以外のすべてのフルオロキノロン系抗菌薬は，結核菌に対して抗菌活性を持っています[2]．そのため，日本では，レボフロキサシンが結核に対する第2選択薬として位置づけられており，第1選択薬が副作用で使用できない場合や，耐性結核の場合に使用されます．

　✓ レボフロキサシンは，結核に対する第2選択薬

　この抗結核菌活性によって，フルオロキノロンによって市中肺炎として治療された肺結核患者の65％程度が，一時的に臨床症状が改善してしまいます[38]．また，その使用によって喀痰の抗酸菌染色が陰性化してしまうなどの理由で，肺結核の診断が遅れる可能性が指摘されています[38-41]．また，1週間程度のフルオロキノロン系抗菌薬の使用によって，フルオロキノロン耐性菌のリスクが上昇することもわかっています[38, 42, 43]．さらに，肺結核による死亡率も上昇します[38, 44]．以上から，第1章の9で説明した「肺結核のリスク」（p.36）をきちんと評価して，その可能性がある場合は，結核の検索を進めながら，フルオロキノロン系抗菌薬を避けて治療することが重要です 表24 ．

表24 　フルオロキノロン系抗菌薬の使用による肺結核への影響

● 肺結核の診断が遅れる
● フルオロキノロン耐性結核のリスクが上昇する
● 肺結核の予後が悪化する

Chapter 5 ● 抗菌薬治療

2）副作用が多い

　特にここ数年フルオロキノロン系抗菌薬の副作用が問題視されています．米国の FDA（Food and Drug Administration アメリカ食品医薬品局）は，safety announcement を何度も発表しています 表25．どれも，それほど頻度は高くありませんが，非常に重篤な副作用です．

表25　FDA によるフルオロキノロン系抗菌薬使用にあたっての注意喚起

発表時期	内容
2016 年 7 月	腱・筋・関節・末梢神経・中枢神経系への不可逆的な副作用
2018 年 7 月	重篤な低血糖，mental health に関する副作用
2018 年 12 月	大動脈解離と大動脈瘤破裂のリスク

　2016 年 7 月には，フルオロキノロン系抗菌薬の添付文書の「警告」が改訂されました．腱（腱炎，腱断裂），筋（筋肉痛，筋力低下），関節（関節痛，関節腫脹），末梢神経系（末梢神経障害），中枢神経系（痙攣，めまい，振戦，抑うつ，幻覚など）への不可逆的な副作用が問題視されました．また，同時に，「代替薬がある場合，フルオロキノロン系抗菌薬の使用を控えるべき疾患」が明記されました 表26．ここでは，市中肺炎は含まれていませんでしたが，慎重に使用すべきことに変わりはありません．

　その他，重症筋無力症の悪化のリスク，QT 延長，血糖の変動などの副作用が問題となっています．

　✓ **筋・骨格系と末梢・中枢神経系への副作用，血糖の変動，QT 延長が特に問題である**

表26　代替薬がある場合は，フルオロキノロン系抗菌薬の使用を控えるべき疾患

- 急性細菌性副鼻腔炎（通常，AMPC or AMPC/CVA で治療可能[23]）
- 慢性気管支炎の急性増悪
- 単純性尿路感染症

154

10 ● 市中肺炎における副腎皮質ステロイドの役割

3）薬物相互作用

　併用禁忌ではありませんが，QT 延長をきたす薬剤との併用，経口血糖降下薬との併用によって，不整脈や低血糖が増加する危険性があります．また，Mg（マグネシウム）・Fe（鉄）・Zn（亜鉛）・Al（アルミニウム）・Ca（カルシウム）製剤と一緒に内服することによって，キレートを形成して腸管からの吸収が低下します．どうしてもフルオロキノロン系抗菌薬が必要な場合は，これらの薬剤を代替薬に変更して対応します（例えばマグミット® を，センノシド® やアミティーザ® に変更）．NSAIDs との併用で，痙攣誘発のリスクが上昇する可能性もあります．

　✓ マグネシウム製剤・鉄製剤との併用で吸収が低下する
　✓ フルオロキノロン系抗菌薬を処方する時は，必ず定期内服薬を確認する

まとめ

フルオロキノロン系抗菌薬は……
- 結核菌への抗菌活性のため，その使用によって，肺結核の診断が遅れる危険性がある
- 副作用が多い（筋骨格，末梢神経，中枢神経，血糖，QT 延長）
- 薬物相互作用に注意する（特に Mg 製剤と Fe 製剤）

COLUMN

いつ嫌気性菌をカバーするか～誤嚥性肺炎～

　通常，「誤嚥性肺炎」を考慮した場合に，「嫌気性菌」をカバーすることが多いと思いますが，この practice は本当に正しいのでしょうか．

1）「誤嚥性肺炎」の明確な定義は存在しない

　実は，「誤嚥性肺炎」の明確な定義はありません[2]．ADL や全身機能の低下，意識障害または嚥下機能障害による誤嚥のリスクがある場合 表27 の肺炎を指

155

Chapter 5 ● 抗菌薬治療

すことが多いと思います[4, 45, 46].

　IDSA のガイドライン（2007）では，アルコール依存・痙攣・大量服薬などの意識障害，食道運動障害がある患者の肺炎で，誤嚥性肺炎・嫌気性菌の関与を想定すると記載されています.

✓ 誤嚥性肺炎の明確な定義はない
✓ 誤嚥のリスク因子がある患者の肺炎を「誤嚥性肺炎」とすることが多い

表27 嚥下機能障害をきたしやすい病態（誤嚥のリスク）

- 脳血管障害
- 神経筋疾患，神経変性疾患（パーキンソン病など）
- 意識障害，認知症
- 胃切除後，胃食道逆流，アカラシア，強皮症
- 喉頭または咽頭の腫瘍
- 口腔の異常（歯のかみ合わせ，口腔内乾燥など）
- 気管切開，経鼻胃管
- 鎮静薬，睡眠薬，抗コリン薬などの口腔内乾燥をきたす薬剤

（日本呼吸器学会成人肺炎診療ガイドライン 2017 作成委員会，編. 成人肺炎診療ガイドライン 2017. 東京: メディカルレビュー社; 2017[2]，Mikasa K, et al. J Infect Chemother. 2016; 22: S1–S65[4] から作成）

2)「誤嚥性肺炎」の原因微生物

　誤嚥性肺炎は，口腔・咽頭内の細菌を不顕性誤嚥することによって起こることが多いため，その部位に colonization している細菌によって起こります. 古い報告では，嫌気性菌（*Prevotella* 属，*Fusobacterium* 属，*Peptostreptococus* 属）の関与する可能性が高いと報告されていますが，肺化膿症や壊死性肺炎の症例が約半数を占めており[45]，いわゆる現在の日常診療で対応する「誤嚥性肺炎」と同等なものとは言えないかもしれません. 最近の報告では，嫌気性菌よりもむしろ肺炎球菌，黄色ブドウ球菌，インフルエンザ桿菌，*Klebsiella* 属などの腸内細菌科細菌が多いと考えられています[4, 46]. また，口腔内常在菌である *Streptococcus anginosus* なども関与することがあります[4]. ただし，通常の喀痰培養では，嫌気性菌や口腔内 *Streptococcus* 属は同定されません. 通常，喀痰培養では，好気培養のみ施行されるため，口腔内嫌気性菌は培養されませんし，口腔内 *Streptococcus* 属は，常在菌と判定

10 ● 市中肺炎における副腎皮質ステロイドの役割

されるためです．そのため，正確な原因微生物の頻度はわかっていません．こ
れらの事実から言えることは，

✓ 誤嚥性肺炎であっても，通常の市中肺炎と同様の原因微生物をまず想定
する
✓ 誤嚥性肺炎の場合，口腔内嫌気性菌が関与する可能性がある

です．これらを認識した上で，治療薬を選択します．

3）誤嚥性肺炎における抗菌薬選択の考え方

誤嚥性肺炎と診断した場合，市中発症であれば，通常の市中肺炎の原因菌の
カバーが必要です．肺炎球菌，インフルエンザ菌，MSSA，*K. pneumoniae*
をはじめとする腸内細菌科細菌をカバーします．そのため，ABPC/SBT また
は CTRX が選択されます．

✓ 通常の市中肺炎の原因微生物をカバーできる抗菌薬を選択する

口腔内常在菌については，口腔内の *Streptococcus* 属と口腔内嫌気性菌
（*Peptostreptococcus* 属，*Parvimonas* 属，*Fusobacterium* 属，
Prevotella 属）を考慮します[47]．

Streptococcus 属・*Peptostreptococcus* 属・*Parvimonas* 属・*Fuso-
bacterium* 属は，ペニシリン G などのペニシリン系抗菌薬に感受性のことが
多いです[4, 47-49]．*Prevotella* 属はβラクタマーゼ産生する可能性があり，そ
の場合ペニシリン G やアンピシリン耐性となりますが，ABPC/SBT や
CTRX で治療可能です．これらの嫌気性菌には，クリンダマイシンも効果が
期待できます．ただし，*Bacteroides* 属（横隔膜より下の腸管に常在する）
に対して，クリンダマイシンは耐性率が高いため，効果があまり期待できませ
ん（また，一般的な市中肺炎の原因微生物にも効果がないため，通常クリンダ
マイシンは使用しません）．そのため，胃切除や R-Y 再建後，小腸閉塞後の肺
炎などの場合は，*Bacteroides* 属をカバーするため，ABPC/SBT，または，
CTRX とメトロニダゾールの併用治療，を選択します．

✓ 口腔内嫌気性菌の薬剤感受性はよいため，セフトリアキソンで治療可能

Chapter 5 ● 抗菌薬治療

✓ *Bacteroides* 属には，アンピシリン/スルバクタムまたはメトロニダゾールを使用する

　以上から，表28 の治療を推奨します．ちなみに，米国のガイドラインでは，誤嚥性肺炎（aspiration）の場合，腸管内のグラム陰性桿菌と口腔内嫌気性菌を治療対象とするように推奨しているため，表28 と同じ選択肢となります [1]．

表28 誤嚥性肺炎の治療

抗菌薬	投与量（正常腎機能の場合）
ABPC/SBT	1回3g　1日4回
CTRX	1回2g　1日1回
Bacteroides 属をカバーする場合，CTRX に下記を併用する	
MNZ	1回500mg　1日3回

ABPC/SBT: アンピシリン/スルバクタム，CTRX: セフトリアキソン，
MNZ: メトロニダゾール

まとめ

- 誤嚥性肺炎の明確な定義はない
- 誤嚥のリスク因子がある患者の肺炎を，「誤嚥性肺炎」としていることが多い
- 誤嚥性肺炎と診断した場合でも，通常の市中肺炎と同様の細菌をまず想定する
- 口腔内嫌気性菌は，ABPC/SBT または CTRX で治療可能なことが多い
- *Bacteroides* 属も想定する場合は，ABPC/SBT または CTRX＋MNZ で治療する

参考文献

1) Mandell LA, Wunderink RG, Anzueto A, et al. Infectious Diseases Society of America/American Thoracic Society consensus guidelines on the management of community-acquired pneumonia in adults. Clin Infect Dis. 2007; 44 Suppl 2: S27-72.

2) 日本呼吸器学会成人肺炎診療ガイドライン 2017 作成委員会，編. 成人肺炎診療ガイドライン 2017. 東京: メディカルレビュー社; 2017.

3) van der Eerden MM, Vlaspolder F, de Graaff CS, et al. Comparison between pathogen directed antibiotic treatment and empirical broad spectrum antibiotic treatment in patients with community acquired pneumonia: a prospective randomised study. Thorax. 2005; 60: 672-8.

4) Mikasa K, Aoki N, Aoki Y, et al. JAID/JSC guidelines for the treatment of respiratory infectious diseases: The Japanese Association for Infectious Diseases/Japanese Society of Chemotherapy – the JAID/JSC guide to clinical management of infectious disease/Guideline-preparing Committee Respiratory Infectious Disease WG. J Infect Chemother. 2016; 22: S1-S65.

5) Fukuyama H, Yamashiro S, Kinjo K, et al. Validation of sputum Gram stain for treatment of community-acquired pneumonia and healthcare-associated pneumonia: a prospective observational study. BMC Infect Dis. 2014; 14: 534.

6) Yanagihara K, Watanabe A, Aoki N, et al. Nationwide surveillance of bacterial respiratory pathogens conducted by the surveillance committee of Japanese Society of Chemotherapy, the Japanese Association for Infectious Diseases, and the Japanese Society for Clinical Microbiology in 2012: General view of the pathogens' antibacterial susceptibility. J Infect Chemother. 2017; 23: 587-97.

7) 「注射用ペニシリン G カリウム」の添付文書 (http://www.info.pmda.go.jp/downfiles/ph/PDF/780009_6111400D2039_1_10.pdf) ［最終アクセス 2018.12.31]).

8) Ishiguro T, Takayanagi N, Yamaguchi S, et al. Etiology and factors contributing to the severity and mortality of community-acquired pneumonia. Intern Med. 2013; 52: 317-24.

9) Cilloniz C, Ewig S, Polverino E, et al. Microbial aetiology of community-acquired pneumonia and its relation to severity. Thorax. 2011; 66: 340-6.

10) Clinical and Laboratory Standards Institute (CLSI). Performance standards for antibicrobial susceptibility testing. 28th ed. CLSI supplement M100. Wayne, PA: Clinical and Laboratory Standards Institute; 2018.

11) 厚生労働省院内感染対策サーベイランス事業 院内感染対策サーベイランス 検査部門 2017 年 年報. https://janis.mhlw.go.jp/report/open_report/2017/3/1/ken_Open_Report_201700.pdf ［最終アクセス 2018.12.23]

12) Martinez JA, Horcajada JP, Almela M, et al. Addition of a macrolide to a beta-lactam-based empirical antibiotic regimen is associated with lower in-hos-

Chapter 5 ● 抗菌薬治療

pital mortality for patients with bacteremic pneumococcal pneumonia. Clin Infect Dis. 2003; 36: 389-95.
13) Rodriguez A, Mendia A, Sirvent JM, et al. Combination antibiotic therapy improves survival in patients with community-acquired pneumonia and shock. Crit Care Med. 2007; 35: 1493-8.
14) Martin-Loeches I, Lisboa T, Rodriguez A, et al. Combination antibiotic therapy with macrolides improves survival in intubated patients with community-acquired pneumonia. Intensive Care Med. 2010; 36: 612-20.
15) Garin N, Genne D, Carballo S, et al. Beta-lactam monotherapy vs beta-lactam-macrolide combination treatment in moderately severe community-acquired pneumonia: a randomized noninferiority trial. JAMA Intern Med. 2014; 174: 1894-901.
16) Postma DF, van Werkhoven CH, van Elden LJ, et al. Antibiotic treatment strategies for community-acquired pneumonia in adults. N Engl J Med. 2015; 372: 1312-23.
17) Horita N, Otsuka T, Haranaga S, et al. Beta-lactam plus macrolides or beta-lactam alone for community-acquired pneumonia: a systematic review and meta-analysis. Respirology. 2016; 21: 1193-200.
18) Siemieniuk RA, Meade MO, Alonso-Coello P, et al. Corticosteroid therapy for patients hospitalized with community-acquired pneumonia: a systematic review and meta-analysis. Ann Intern Med. 2015; 163: 519-28.
19) Marti C, Grosgurin O, Harbarth S, et al. Adjunctive corticotherapy for community acquired pneumonia: a systematic review and meta-analysis. PLoS One. 2015; 10: e0144032.
20) Horita N, Otsuka T, Haranaga S, et al. Adjunctive systemic corticosteroids for hospitalized community-acquired pneumonia: systematic review and meta-analysis 2015 Update. Sci Rep. 2015; 5: 14061.
21) Stern A, Skalsky K, Avni T, et al. Corticosteroids for pneumonia. Cochrane Database Syst Rev. 2017; 12: CD007720.
22) Wan YD, Sun TW, Liu ZQ, et al. Efficacy and safety of corticosteroids for community-acquired pneumonia: a systematic review and meta-analysis. Chest. 2016; 149: 209-19.
23) Briel M, Spoorenberg SMC, Snijders D, et al. Corticosteroids in patients hospitalized with community-acquired pneumonia: systematic review and individual patient data metaanalysis. Clin Infect Dis. 2018; 66: 346-54.
24) Torres A, Sibila O, Ferrer M, et al. Effect of corticosteroids on treatment failure among hospitalized patients with severe community-acquired pneumonia and high inflammatory response: a randomized clinical trial. JAMA. 2015; 313: 677-86.
25) Wunderink RG, Waterer G. Advances in the causes and management of community acquired pneumonia in adults. BMJ. 2017; 358: j2471.
26) Rodrigo C, Leonardi-Bee J, Nguyen-Van-Tam J, et al. Corticosteroids as adjunctive therapy in the treatment of influenza. Cochrane Database Syst Rev.

2016; 3: CD010406.

27) Parody R, Martino R, Sanchez F, et al. Predicting survival in adults with invasive aspergillosis during therapy for hematological malignancies or after hemato-poietic stem cell transplantation: single-center analysis and validation of the Seattle, French, and Strasbourg prognostic indexes. Am J Hematol. 2009; 84: 571-8.

28) Light RW, Girard WM, Jenkinson SG, et al. Parapneumonic effusions. Am J Med. 1980; 69: 507-12.

29) Shen KR, Bribriesco A, Crabtree T, et al. The American Association for Thoracic Surgery consensus guidelines for the management of empyema. J Thorac Cardiovasc Surg. 2017; 153: e129-e46.

30) Ahmed RA, Marrie TJ, Huang JQ. Thoracic empyema in patients with community-acquired pneumonia. Am J Med. 2006; 119: 877-83.

31) Colice GL, Curtis A, Deslauriers J, et al. Medical and surgical treatment of parapneumonic effusions: an evidence-based guideline. Chest. 2000; 118: 1158-71.

32) Brook I, Frazier EH. Aerobic and anaerobic microbiology of empyema. A retrospective review in two military hospitals. Chest. 1993; 103: 1502-7.

33) Civen R, Jousimies-Somer H, Marina M, et al. A retrospective review of cases of anaerobic empyema and update of bacteriology. Clin Infect Dis. 1995; 20 Suppl 2: S224-9.

34) Boyanova L, Vladimir D, Gergova G, et al. Anaerobic microbiology in 198 cases of pleural empyema: a Bulgarian study. Anaerobe. 2004; 10: 261-7.

35) Maskell NA, Batt S, Hedley EL, et al. The bacteriology of pleural infection by genetic and standard methods and its mortality significance. Am J Respir Crit Care Med. 2006; 174: 817-23.

36) Charoentunyarak S, Kananuraks S, Chindaprasirt J, et al. Blood culture bottle and standard culture bottle methods for detection of bacterial pathogens in parapneumonic pleural effusion. Jundishapur J Microbiol. 2015; 8: e24893.

37) Menzies SM, Rahman NM, Wrightson JM, et al. Blood culture bottle culture of pleural fluid in pleural infection. Thorax. 2011; 66: 658-62.

38) Wang JY, Hsueh PR, Jan IS, et al. Empirical treatment with a fluoroquinolone delays the treatment for tuberculosis and is associated with a poor prognosis in endemic areas. Thorax. 2006; 61: 903-8.

39) Dooley KE, Golub J, Goes FS, et al. Empiric treatment of community-acquired pneumonia with fluoroquinolones, and delays in the treatment of tuberculosis. Clin Infect Dis. 2002; 34: 1607-12.

40) Yoon YS, Lee HJ, Yoon HI, et al. Impact of fluoroquinolones on the diagnosis of pulmonary tuberculosis initially treated as bacterial pneumonia. Int J Tuberc Lung Dis. 2005; 9: 1215-9.

41) Jeon CY, Calver AD, Victor TC, et al. Use of fluoroquinolone antibiotics leads to tuberculosis treatment delay in a South African gold mining community. Int J Tuberc Lung Dis. 2011; 15: 77-83.

Chapter 5 ● 抗菌薬治療

42) Devasia RA, Blackman A, Gebretsadik T, et al. Fluoroquinolone resistance in Mycobacterium tuberculosis: the effect of duration and timing of fluoroquinolone exposure. Am J Respir Crit Care Med. 2009; 180: 365-70.

43) Long R, Chong H, Hoeppner V, et al. Empirical treatment of community-acquired pneumonia and the development of fluoroquinolone-resistant tuberculosis. Clin Infect Dis. 2009; 48: 1354-60.

44) van der Heijden YF, Maruri F, Blackman A, et al. Fluoroquinolone exposure prior to tuberculosis diagnosis is associated with an increased risk of death. Int J Tuberc Lung Dis. 2012; 16: 1162-7.

45) Bartlett JG, Gorbach SL, Finegold SM. The bacteriology of aspiration pneumonia. Am J Med. 1974; 56: 202-7.

46) Marik PE. Aspiration pneumonitis and aspiration pneumonia. N Engl J Med. 2001; 344: 665-71.

47) Chapter 2-1. Anaerobic infections (individual fields): respiratory infections. J Infect Chemother. 2011; 17 Suppl 1: 42-6.

48) Chapter 3-3. Appendix: Drug-resistant anaerobes. J Infect Chemother. 2011; 17 Suppl 1: 162-4.

49) Veloo AC, Welling GW, Degener JE. Antimicrobial susceptibility of clinically relevant Gram-positive anaerobic cocci collected over a three-year period in the Netherlands. Antimicrob Agents Chemother. 2011; 55: 1199-203.

Chapter 6

治療効果判定と治療期間

1 ▶ 市中肺炎の治療効果判定

　市中肺炎を適切な抗菌薬で治療した場合，通常 48～72 時間以内になんらかの治療効果がみられますので，一般的に，初期治療の効果判定は，**治療開始72 時間後**に行います[1]．治療開始して 72 時間以内に改善がみられない場合は，non-responder として，原因を検討する必要があります．

　もちろん，入院患者さんでは，毎日状態を評価して治療効果を検討します．特に重症市中肺炎で状態が悪い状況では，毎日治療効果判定を行います．ただし，明らかな悪化がなければ，72 時間後までに「治療効果なし」と判定することはありません．

　✓ **市中肺炎の 1 回目の治療効果判定は，治療開始 72 時間後が目安**

　治療効果判定をする上で参考にする項目を**表1**に記載しました．特に，肺炎の状態や重症度を鋭敏に反映し，測定が容易な**バイタルサイン**と**呼吸器症状**を重視して評価します[1,2]．

　白血球数や CRP などのいわゆる「炎症反応」や胸部単純 X 線写真は，治療経過とともに改善を示しますが，治療効果を反映するまでに時間がかかるため，治療開始 3 日後の効果判定の項目としては最適ではありません．市中肺炎に対する治療効果を認めている経過でも，CRP は別病態（例えば偽痛風や薬剤熱）で上昇することがありますし，胸部単純 X 線画像所見の改善が 1 週間以上みられないこともよくあることです．

　✓ **治療効果を判定する場合，バイタルサインに特に注目する**

Chapter 6 ● 治療効果判定と治療期間

表1 市中肺炎の効果判定に使用する項目

- 意識状態
- 体温，血圧，脈拍，呼吸数，SpO_2（PaO_2）
- 喀痰グラム染色
- 呼吸音
- 喀痰，咳などの症状
- WBC，CRP
- 胸部単純X線写真

1）治療経過におけるバイタルサインの推移

　各バイタルサインの改善までの期間を評価した研究では，**表2**のような結果となりました[3]．バイタルサイン正常化までの中央値（日）を示します．典型的には，「まず血圧と脈拍が正常化し，その後呼吸数とSpO_2が改善傾向となり，意識変容も改善し，解熱する，そして最後に呼吸数とSpO_2が正常化す

表2 市中肺炎治療開始後の各バイタルサイン正常化までの期間

項目	数値	改善までの期間 （中央値，日）	75％以上が正常化するまでの 期間（日）
収縮期血圧	90 mmHg 以上	2	3
心拍数	100/分以下	2	3
体温	38.3℃以下	2	3
体温	37.8℃以下	3	4
体温	37.2℃以下	3	6
呼吸数	24/分以下	3	4
呼吸数	20/分以下	4	7
SpO_2	90％以上	3	6
SpO_2	94％以上	4	8
食事	摂取可能	2	8
意識状態	清明	3	4

（Halm EA, et al. JAMA. 1998；279：1452-7[3] をもとに作成）

1 ● 市中肺炎の治療効果判定

る」，という経過をたどることがわかります．

　血圧・心拍数・呼吸数は，治療開始 72 時間以内に 75％以上の患者で改善傾向となることは，前述した治療開始 72 時間後に効果判定することの根拠になっています．これらのバイタルサインの中で，呼吸数は忘れられやすい項目だと思いますので，診察ごとに忘れずに**呼吸数**を測定してください．

　あとで治療終了のタイミングについて説明しますが，上記の複数のバイタルサインが正常化（臨床的安定）したところで治療終了することが一般的です．臨床的安定までの期間を **表3** に示しましたが，重症度が高ければ高いほど，期間が長くなることがわかります．通常，中等症までの肺炎であれば，効果のある抗菌薬を開始した後，**3〜7 日以内**に臨床的安定が確認できるはずです [2-4]．

　✓ 治療開始 3 日後で改善傾向がみられ，1 週間以内に臨床的に安定することが多い

　臨床的安定が遅れる状況としては，呼吸困難あり，意識変容あり，複数肺葉病変，重症肺炎（PSI class IV または V，ICU 入室），初期治療の失敗，合併症あり（腎不全，心不全，shock，膿胸）などがあげられます [4]．

　✓ 重症肺炎，広範囲な肺病変，臓器不全がある場合，臨床的安定が遅れる

表3 重症度別の臨床的安定までの期間

臨床的安定の条件 （※1 の条件，かつ，下記の条件）	臨床的安定化までの期間※2		
	I〜III	IV	V
体温 37.8℃以下，SpO$_2$ 90％以上，呼吸数 24/分以下	3	4	6
体温 37.2℃以下，SpO$_2$ 92％以上，呼吸数 20/分以下	6	7	10
体温 37.2℃以下，SpO$_2$ 94％以上，呼吸数 20/分以下	6	9	13

※ 1：脈拍 100/分以下，収縮期血圧 90 mmHg 以上，経口摂取可能，意識状態が baseline
※ 2：PSI class 別の臨床的安定化までの期間（中央値，日）
（Halm EA, et al. JAMA. 1998；279：1452-7[3] をもとに作成）

JCOPY 498-13042

165

Chapter 6 ● 治療効果判定と治療期間

2) 治療経過における胸部単純 X 線写真所見の推移

　胸部単純 X 線所見の改善は，臨床症状の改善より緩徐です[5-7]．重症肺炎（PSI class IV または V）の患者において，画像の改善（浸潤影や胸水の消失）が確認できたのは，治療開始 7 日目で 25％（臨床症状の改善は 56％），28 日目で 53％（臨床症状の改善は 78％）だけでした[5]．この研究は，「改善傾向」を評価したものではなく，「陰影の消失」を評価しているため，臨床上の実感よりもかなり改善率が悪い印象ですが，異常所見の消失までにかなりの時間を要する，ということは押さえておく必要があります．

　✓ 胸部単純 X 線所見の改善は，臨床症状の改善より緩徐である

　比較的若年者の重症でない肺炎の胸部単純 X 線画像所見の推移を検討した報告では，2 週間以内に 50.6％，4 週間以内に 66.7％の患者で画像が正常化しました．多くの場合，残存していた異常所見は線状影であり，浸潤影は治療開始 4 週間以内に 85％で消失しました[6]．重症度が低い場合，若年である場合は，画像の改善が早いことがわかります．

　70 歳以上の高齢者の市中肺炎における画像の変化を検討した報告では，80％以上の患者の画像所見が消失するまでに，**約 12 週間**かかることが示されました[7]．

　これまでの研究でわかっている肺陰影の改善遅延に関連する因子は，複数肺葉病変，入院時の頻呼吸（25 /分を超える），高齢，既存の肺疾患（COPD や気管支拡張症）です[5-7]．これらの要素のある市中肺炎患者では，胸部単純 X 線画像の正常化に時間がかかることを念頭において，経過をみる必要があります．

　✓ 高齢者，複数肺葉病変，既存の肺疾患がある場合，画像の改善はさらに
　　遅れる

3) 治療効果判定における胸部単純 X 線写真の役割

　前述のように胸部単純 X 線写真の所見は，通常，臨床症状の改善より遅れて改善します[5-7]．そのため，早期の効果判定には不向きです．臨床的改善が明らかであれば，入院中の胸部単純 X 線写真の再評価は治療方針に影響を与

1 ● 市中肺炎の治療効果判定

えないため，反復して撮影（例えば3日おきにルーチンに撮影）して，評価する必要はないとされています[5]．

✔ 臨床的に明らかに改善している場合，胸部単純X線写真の再検は不要

ただし，簡便・低侵襲・低コスト・評価が容易な検査であることから，治療効果をみる一つのツールとして，改善している所見を確認するために，治療開始3～7日後に撮影することは許容してもよいと筆者は考えています．目にみえて陰影が改善している場合，患者さんへの説明にも有用です．

✔ とはいえ，陰影が改善傾向の胸部単純X線写真は，患者さんへの説明に有用

一方，呼吸状態の改善や解熱が得られない場合は，治療開始3日後に撮影して変化を評価します．この場合，悪化していたとしても，それのみで治療無効の判断はできませんが（最初の数日は治療効果があったとしても画像所見は悪化しうるため），治療効果判定の1つの情報として活用します．

また，呼吸状態が悪化している場合や，ドレナージをしていない肺炎随伴性胸水が存在する場合は，より頻回に撮影して評価する必要があります．この時，浸潤影の変化，胸水の新規出現・量の変化，空洞性病変の有無（壊死性肺炎や肺化膿症が鑑別），肺水腫，無気肺の有無に注目します 表4 ．

✔ 臨床的に悪化した場合は，原因精査のひとつとして，胸部単純X線写真を撮影する

表4 胸部単純X線写真をフォロー撮影した場合に確認するポイント

- 浸潤影の変化
- 胸水の新規出現，または，量の変化（肺炎随伴性胸水，膿胸の評価）
- 空洞性病変の有無（壊死性肺炎，肺化膿症）
- 肺水腫（心不全やADRSの合併の評価）
- 無気肺（痰の喀出はできているか）

臨床症状の改善は認めているが画像異常だけが残る場合は，特に高齢者で多くみられます．画像異常の消失が十分期待できるまでに3カ月程度かかるこ

Chapter 6 ● 治療効果判定と治療期間

とから，筆者は，退院時点，（退院時点で異常所見が残存している場合は）退院後 1～2 カ月後にフォローします．通常，発症から 3 カ月経過した時点で，ほぼ陰影は消失しますので，さらなる経過観察は不要なことが多いと思います．もし浸潤影や無気肺が消失しない場合は，肺癌などを疑い胸部単純 CT で評価します（そのような症例はかなり稀だと思います）．

> ✓ 胸部異常陰影が残る場合，退院時と治療開始 3 カ月後に胸部単純 X 線検査を再検する

まとめ

- ・市中肺炎の 1 回目の治療効果判定は，治療開始 72 時間後が目安
- ・治療効果を判定する場合，バイタルサインに特に注目する
- ・胸部単純 X 線所見の改善は，臨床症状の改善より緩徐である

2 ▶ 治療期間

1）治療期間の変遷─治療期間短縮の evidence

多くの感染性疾患（尿路感染症，グラム陰性桿菌による菌血症，胆道系感染症，人工呼吸器関連肺炎など）で，治療期間の短縮が検討され，その短期治療の有効性が示されてきました[8-14]．それと同様に，市中肺炎でも多くの研究で，治療期間短縮が検討されています．

市中肺炎の治療期間は，伝統的には 7～14 日間でしたが[2, 15, 16]，ここ 15 年程度の間に発表された報告から，5～7 日間の治療が，8 日間以上の治療と同等の治療成績であることがわかっています．

市中肺炎の治療期間を検討した複数の無作為比較試験が発表されていますが，おおむね軽症から中等症の市中肺炎患者を対象としており，重症例は除外されています[17-20]．アジスロマイシン（マクロライド系抗菌薬）や，レボフロキサシンなどのフルオロキノロン系抗菌薬による報告が大半を占めている 15 の無作為比較試験の meta 解析では，軽症から中等症の市中肺炎の治療期

間で，7 日間以内とそれ以上の治療期間を比較した場合，治療成功率，再燃率，死亡率は同等，と結論づけられています[21]．

βラクタム系抗菌薬（セフトリアキソン，セフロキシム，アモキシシリンなど）による短期治療の有効性を示した報告も存在します[15, 19, 20, 22] ので，一般的に市中肺炎の治療で使用されるどの抗菌薬の場合でも，7 日間以内の短期治療でよいと考えられます．

ちなみに，短期治療の有効性を示したほとんどの研究では，市中肺炎患者全体の死亡率が 3％未満であり，比較的軽症の市中肺炎を扱っていると考えられます．

✓ 軽症から中等症の市中肺炎の治療期間は 5〜7 日間でよい

一方で，PSI class V，ICU 入室，septic shock，人工呼吸器管理を要する重度の呼吸不全，などの重症例では，最適な治療期間は検討されていないため，同様に短期治療が古典的な治療期間と同等であるかどうかはわかっていません[21, 23]．また，上記で紹介した報告は，グラム陰性桿菌をほとんど含んでいませんので，緑膿菌や腸内細菌科細菌による市中肺炎における最適な治療期間もよくわかっていません．

✓ 重症市中肺炎・グラム陰性桿菌による市中肺炎の治療期間は，7 日間以内でよいか不明

ちなみに，日本でよく行われる併用治療（例えば CTRX と AZM の併用治療）や，definitive therapy に de-escalation した場合の治療期間も，あまり検討されていませんが，だめな理由も特にないので，短期間の治療でよいと思います．

2) 経口抗菌薬への変更

点滴ルートがあると，カテーテル関連血流感染症のリスクがあるため，可能であれば早めに内服治療へ移行するのが望ましいと考えられています．また，早期に内服治療に移行することによって，入院期間短縮や医療コストの削減も期待できます．

経口抗菌薬へ変更する目安は，「臨床的に改善傾向かつ循環動態が安定し，

Chapter 6 ● 治療効果判定と治療期間

表5 経口抗菌薬への変更の必要条件（以下をすべて満たす）

- 臨床的に改善傾向
- 循環動態安定
- 内服可能
- 消化管が正常に機能している

（Mandell LA, et al. Clin Infect Dis. 2007；44 Suppl 2：S27-72[2]）をもとに作成）

表6 臨床的安定の条件

- 体温≦37.8℃
- 心拍数≦100/分
- 呼吸数≦24/分
- 収縮期血圧≧90 mmHg
- SpO_2≧90 or PaO_2≧60
- 意識障害が baseline の状態

（Mandell LA, et al. Clin Infect Dis. 2007；44 Suppl 2：S27-72[2]）をもとに作成）

経口摂取が可能になった時点」です[2] **表5**．臨床的に改善・安定していることは，バイタルサイン異常の有無で評価します．**表6**の「臨床的安定」の条件を参考に，経口抗菌薬への変更が可能かどうか検討します．

> ✓ 臨床的に改善傾向，循環動態安定，経口摂取可能となったら，内服治療を検討する

多くの市中肺炎では，3日程度で臨床的に安定して，内服治療の候補者となるとされています[2, 24]．大体このころに，喀痰培養の最終結果が得られるので，原因微生物が判明した場合は，最適な経口抗菌薬に変更できます．また，菌血症を伴う肺炎球菌性肺炎であっても，臨床的に安定すれば，7日以内に経口抗菌薬に変更可能なことが多いと考えられています[25]．

> ✓ 早ければ治療開始4日目で内服治療に移行できる（喀痰培養の結果が出るタイミング）

注意点としては，上記の経口抗菌薬へ変更する目安は，あくまで判断基準の

2 ● 治療期間

ひとつであり，絶対的なものではないので，最終的に症例ごとに検討して治療方針を決定することが大切です．例えば，一般的に治療が難しいとされる黄色ブドウ球菌性肺炎や壊死性肺炎，緑膿菌性肺炎，基礎疾患に気管支拡張症がある場合，などの治療において，治療開始 3～4 日目で 表5 と 表6 の条件をすべて満たしたからといって，早期に経口抗菌薬にすることは基本的にないと思います．経口薬に変更するかどうかは，原因微生物と基礎疾患を検討した上で，case-by-case で判断しましょう．

3) 治療期間

1）で説明してきたように，軽症から中等症の市中肺炎は，5～7 日間の治療で，それ以上の治療期間の治療と同等の治療成功率を見込めることがわかっています．そのため，米国のガイドライン[2] では，これらのエビデンスを踏まえて，各バイタルサインの安定化を必要条件として，短期間の治療を推奨しています 表7．

表7 市中肺炎の治療終了基準（以下のすべてを満たす）

● 最低 5 日間
● 解熱して 48～72 時間以上
● 表6 の条件を満たさないものが 1 つ以下

（Mandell LA, et al. Clin Infect Dis. 2007；44 Suppl 2：S27-72[2] をもとに作成）

この「臨床的安定の条件」表6 の臨床的な有用性は，軽症から中等症の市中肺炎で一般入院した患者を対象とした無作為比較試験で証明されました[26]．この研究では，米国ガイドラインの治療終了条件で治療期間を決定する群（治療期間の中央値は 5 日間）と，臨床医の自由な判断で治療期間を決定する群（治療期間の中央値は 10 日間）で，治療成績が比較されました．結果は，臨床的改善率・死亡率などすべて同等でした．この研究では，ICU 入室患者や重度の呼吸不全患者などは除外されており，死亡率は 2％程度でした．ほとんどの患者は，フルオロキノロン系抗菌薬が投与されていたので，日本でもっとも使用されている第 3 世代セフェムや，第 3 世代セフェムとマクロライドの併用治療で，同等の結果となるか，はっきりとはわかりません（対象患者数は

Chapter 6 ● 治療効果判定と治療期間

少ないですが，サブグループ解析では差はありませんでした）．また，腸内細菌科細菌と緑膿菌はほとんど含まれていませんでしたので，これらの細菌による市中肺炎の治療期間が，同様の条件でよいかどうかは，なんとも言えません．

✓ 多くの中等症までの市中肺炎は，表7の条件で治療終了可能
✓ 重症肺炎やグラム陰性桿菌による肺炎の治療期間の結論は出ていない

　上記の治療終了基準に，炎症反応（CRP，赤沈，プロカルシトニン，プレセプシン）は登場しません．治療効果判定などに無意味，とは思いませんが，あまりよい指標ではありませんので，なければないで診療は十分可能です．
　治療終了時期を決定するのに，プロカルシトニンの有用性を示した論文はあるのですが，2〜3 日に 1 回の測定が必要であることから，あまり現実的ではないと思います．また，治療期間が 10.7 日間から 7.2 日間に短縮された結果が報告されていますが[27]，おそらくこの結果は，プロカルシトニンを使用せずに，現在のガイドラインが推奨する臨床的安定の条件を満たした時点で治療終了とすれば，同じ程度の治療期間となると思われます．そのため，筆者はプロカルシトニンを治療期間決定に使用することはありません．ちなみに，その研究の対象患者は死亡率 5％であることから軽症から中等症の市中肺炎を対象としていることがわかります．

✓ プロカルシトニンの有用性は限定的，バイタルサインのほうが重要

4）標準的な治療期間を延長する状況

　繰り返しますが，一般的な市中肺炎の治療期間は，表7の条件を満たした場合であり，それは多くの場合 5〜7 日間です[1,2]．一方，重症市中肺炎やグラム陰性桿菌による市中肺炎の適切な治療期間の evidence はあまりありません．ただし，実感としては，治療効果を見ながら，7〜14 日間の治療で十分なことがほとんどです．
　筆者の個人的なプラクティスでは，治療効果をみながら，腸内細菌科細菌の肺炎は 10〜14 日程度，緑膿菌の肺炎は 14 日間程度治療しています．非定型肺炎の治療期間は，原因微生物と使用する抗菌薬によって変わりますが，アジスロマイシン以外を使用する場合は，治療経過をみながら，7〜14 日間治療

しています（第3章をご参照ください）.

表8に，特に治療期間を延長すべき状況を列挙します.

表8　市中肺炎の治療期間の延長を検討すべき状況

- 黄色ブドウ球菌肺炎（菌血症の場合は，4週間以上）
- 緑膿菌肺炎
- グラム陰性桿菌による肺炎
- 非定型肺炎（7〜14日間）
- 壊死性肺炎（空洞性病変）（3週間以上）
- 肺化膿症（3週間以上）
- 膿胸（4週間以上）
- 肺嚢胞内感染
- 敗血症性肺塞栓症
- 髄膜炎，感染性心内膜炎を起こしている場合（肺外合併症がある場合）
- endemic fungi や *Burkholderia pseudomalleri* などの稀な病原微生物による肺炎

（Mandell LA, et al. Clin Infect Dis. 2007；44 Suppl 2：S27-72[2]），Musher DM, et al. N Engl J Med. 2014；371：1619-28[16] を参考に作成）

5）退院の基準

米国のガイドライン[2] では，状態が臨床的に安定して経口抗菌薬に変更できて，退院後の社会調整がついていれば，退院を考慮すべきとしています. ただし，「臨床的に安定」の条件について，表6のどれだけの項目を満たしているべきか，などの詳細な記載はありません. 筆者としては，表9の条件をすべて満たしてから退院することをお勧めします.

臨床的安定の条件表6のうち満たさない項目が1つ以下の状態で退院した

表9　退院を考慮すべき状況（以下をすべて満たす）

- 臨床的に安定（表6の条件をすべて満たす）
- 市中肺炎以外に入院治療が必要な病態が存在しない
- 内服治療可能
- さらなる診断的検査が不要
- 退院後に安全に治療できる環境が確保されている

（Mandell LA, et al. Clin Infect Dis. 2007；44 Suppl 2：S27-72[2]），Dagan E, et al. Scand J Infect Dis. 2006；38：860-6[28] をもとに作成）

Chapter 6 ● 治療効果判定と治療期間

場合，退院後 30 日以内の再入院率は約 10％，死亡率は 3％で，2 つ以上の項目を満たさなかった場合に再入院率・死亡率が著明に上昇したという米国の報告があります[28]．個人的には，再入院率 10％は高いようにも思います．

　イスラエルからの報告では，条件をすべてクリアした場合，60 日以内の再入院率 6.5％，死亡率 2.1％と比較的よい成績でした[29]．しかし，再入院率 6.5％はやや高い印象です．このことから，少なくとも臨床的安定の条件はすべて満たしてから退院するほうがよいと考えます（必要条件とする）．

　✓ 臨床的安定の条件 表6 をすべて満たした場合に，退院を検討する

　基礎疾患のない ADL に問題のない患者の場合は，表9 の条件を満たせば，治療途中でも経口スイッチして早期退院可能と思います．一方で，高齢者の市中肺炎で ADL が低下した場合などは，内服可能となった時点で退院，というのは，リハビリテーションと社会調整の進み具合からは現実的ではないことも多いと思います．一方で，入院が長引くことによって，院内感染や廃用症候群などの問題が生じるリスクがあります．そのため，約 7 日間の抗菌薬治療終了後なるべく早く退院できるように，市中肺炎の治療期間は比較的短いことを見込んで，入院早期にリハビリと社会調整を開始することが重要だと考えます．

　✓ 退院時期は，表9 の条件を参考に，社会調整の進み具合や ADL をみて最終決定する

まとめ

- 市中肺炎の治療終了の目安は，表7 の条件を満たした場合
  - 軽症から中等症の市中肺炎の治療期間は，5〜7 日間
  - 重症肺炎やグラム陰性桿菌による肺炎の治療期間は，7〜14 日間
  - 市中肺炎の治療期間の延長を検討すべき状況を理解する 表8
- 臨床的に改善傾向，循環動態安定，経口摂取可能となったら，内服薬への変更を検討する
- 退院時期は，表9 の条件を参考に，社会調整の進み具合や ADL をみて最終決定する

3 ▶ 経験的治療で改善しない場合の鑑別

1）基本的な考え方

　市中肺炎で入院する患者の6〜15%は初期治療に反応しないとされています[1, 2, 30-33]．「治療失敗」の統一した判定基準は存在しないので，報告によってその定義はさまざまです[1, 2]．抗菌薬変更または侵襲的処置（挿管，胸腔ドレナージ）を必要とした場合，臨床的または画像的に悪化または改善なしの状態を，「抗菌薬無効」「治療失敗」「治療不成功」とすることが多いと思います．

　後述しますが，72時間（一般的な最初の効果判定のタイミング）以内に治療薬変更が必要となった場合を早期治療失敗（early failure），72時間以降に治療薬が変更となった場合を後期治療失敗（late failure）と定義する[1, 30]と鑑別が進めやすいです．

　✓ **市中肺炎の経験的治療は，6〜15%で効果がみられない**

　原因は大きく，**感染性**の病態と**非感染性**の病態の2つに分けられ，一般的に感染性の病態の頻度のほうが高いとされています[1, 30, 32]．詳細な鑑別疾患は，次項で説明します．

　経験的治療への反応不良の予測因子は，**高齢，重症肺炎（PSI class IVまたはV），白血球減少，複数肺葉病変，胸水，空洞性病変，レジオネラ肺炎，グラム陰性桿菌による肺炎，肝疾患**，があげられていますので[30, 31]，このような条件を満たす患者の治療を行う場合は，特に注意して経過をフォローします．また，初期治療の不成功例では，死亡率が25〜27%に上昇すると報告されています（初期治療成功例の死亡率は2〜4%）[30, 31]．

　✓ **高齢者・重症例・グラム陰性桿菌感染などが，経験的治療失敗のリスク**

2）経験的治療無効時の鑑別

　経験的治療が無効の場合，まず想定される原因として，**感染性**の病態と**非感染性**の病態に分けて，その可能性を検討します．感染性の場合，その原因を「**微生物**」「**宿主（患者）**」「**薬剤**」の3つのジャンルにわけて考えると，簡単に整理できます[1]．

Chapter 6 ● 治療効果判定と治療期間

✓ 治療無効時の原因の鑑別は，まず感染性と非感染性に分類する
✓ 感染性の病態は，「微生物」「宿主（患者）」「薬剤」に分けて考える

「微生物」要因としては，使用中の抗菌薬がカバーしていない病原微生物の関与（非定型病原体，ウイルス，真菌，抗酸菌，耐性菌）をまず考えます．また，敗血症性ショックや脾摘後劇症型肺炎球菌感染症などの重症感染症による初期治療開始後の急速な悪化は，適切な抗菌薬治療を行っていた場合でも起こりうるので，必ずしも抗菌薬が不適切とは限りません．

「宿主（患者）」要因としては，気道ドレナージの障害（喀痰排泄能の低下，肺癌による閉塞性肺炎，繰り返す誤嚥，気道異物による気道閉塞など），解剖学的な問題のある肺病変（気管支拡張症，膿胸，肺炎随伴性胸水，ブラ内感染），肺外感染巣または院内感染（心内膜炎，髄膜炎，カテーテル関連血流感染症，院内肺炎，カテーテル関連尿路感染症，Clostridioides difficile 感染症など），免疫機能低下（HIV，免疫抑制薬使用中，血液悪性腫瘍など），などが初期治療無効の原因となりえます．

「薬剤」要因としては，投与量不足，投与回数が不適切，組織移行性の問題（膿胸や肺化膿症にアミノグリコシドを使用），などが問題となることがあります．

非感染性の病態では，心不全，ARDS，好酸球性肺炎，器質化肺炎，肺癌，血管炎，肺胞出血，薬剤性肺障害などの肺炎と類似する画像所見異常を呈するものと，薬剤熱，偽痛風，深部静脈血栓症など院内の発熱の原因となりうる非感染性疾患の可能性を検討します．

これらを一覧表 表10 にしました．一覧表を確認しながらひとつひとつ検討してもよいのですが，特に重要な点を 表11 に列挙しました．

また，米国のガイドライン[2)]では，治療無効の判定するタイミングによって，鑑別疾患を考えるアプローチを採用しています 表12 ．治療効果判定のタイミングが治療開始 72 時間以内，または，72 時間以上，でまず分類しています．さらに，「治療無効」を，「改善がない "failure to improve"」と「悪化・進行 "deterioration or progression"」に分類して，計 4 つの状況における鑑別疾患を提示しています 表12 ．

このように，時間軸を取り入れ，「治療無効」を「改善がない」と「悪化・

3 ● 経験的治療で改善しない場合の鑑別

表10 経験的治療に反応しない場合の鑑別診断

病態	具体例
非感染性の病態	
胸部画像異常を呈する	心不全，ARDS，好酸球性肺炎，器質化肺炎，肺癌，血管炎，肺胞出血，薬剤性肺障害など
院内の発熱の原因となる	薬剤熱，偽痛風，深部静脈血栓症
感染性の病態	
微生物	
カバーしていない微生物	非定型病原体 ウイルス 真菌 抗酸菌（結核，非結核性抗酸菌症） 耐性菌（MRSA，ESBL産生菌，BLNAR） 稀なもの（*Nocardia spp.*，放線菌）
重症感染症による急激な悪化	敗血症性ショック
宿主（患者）	
気道ドレナージの障害	喀痰排泄不良，肺癌による閉塞性肺炎 繰り返す誤嚥，気道異物による気道閉塞
解剖的に問題のある肺病変	COPD，気管支拡張症，膿胸，肺炎随伴性胸水 ブラ内感染
肺外感染巣・院内感染	心内膜炎，髄膜炎，カテーテル関連血流感染症，カテーテル関連尿路感染症，院内肺炎，*Clostridioides difficile* 感染症
免疫機能低下	HIV，免疫抑制薬使用中，血液悪性腫瘍 白血球減少，化学療法中
薬剤	
抗菌薬の不適切投与	投与量不足，投与回数が不適切
組織移行性の問題	膿胸や肺化膿症にアミノグリコシドを使用

（日本呼吸器学会成人肺炎診療ガイドライン2017作成委員会，編．成人肺炎診療ガイドライン2017．東京：メディカルレビュー社；2017[1]，Mandell LA, et al. Clin Infect Dis. 2007；44 Suppl 2：S27-72[2]，Rome L, et al. Med Clin North Am. 2001；85：1511-30, xi[34] をもとに作成）

Chapter 6 ● 治療効果判定と治療期間

表11 市中肺炎が改善しない場合にまず考慮すること

- そもそも効果があるのでは？（早く効果判定しすぎていないか）
- 市中肺炎以外の診断はありえるか？（心不全，間質性肺炎，ARDS，薬剤性肺炎など）
- 標的としている微生物は正しいか？（非定型病原体，結核，真菌）
- 同定された微生物に対して，適切な抗菌薬を使用しているか？（耐性菌）
- 解剖学的問題はないか？（膿胸，肺化膿症，胸水，肺癌，気管支拡張症）
- 喀痰排泄不良はないか？（気道ドレナージ不良，繰り返す誤嚥）
- 肺外に感染性合併症がないか？（胸膜炎，膿胸，IE，遠隔膿瘍，骨髄炎）
- 医療関連感染はないか？（CRBSI，CAUTI，CDI など）
- 非感染性疾患はないか？（薬剤熱，偽痛風，DVT など）
- 抗菌薬の投与法は正しいか？（1 回投与量，投与回数，投与経路，移行性）

ARDS：acute respiratory distress syndrome 急性呼吸窮迫症候群．IE：infective endocarditis 感染性心内膜炎，CRBSI：catheter-related bloodstream infection カテーテル関連血流感染症，CAUTI：catheter-associated urinary tract infections カテーテル関連尿路感染症，CDI：*Clostridioides difficile* infection クロストリディオイデス・ディフィシル感染症，DVT：deep vein thrombosis 深部静脈血栓症
（日本呼吸器学会成人肺炎診療ガイドライン 2017 作成委員会，編．成人肺炎診療ガイドライン 2017．東京：メディカルレビュー社；2017[1]，Mandell LA, et al. Clin Infect Dis. 2007；44 Suppl 2：S27-72[2]，Low DE, et al. Curr Opin Pulm Med. 2005；11：247-52[35] を参考に作成）

表12 市中肺炎診療における治療無効時の考え方

	早期（72 時間以内）	後期（72 時間以降）
改善がない	・通常の反応	・カバーしてない微生物 ・耐性菌 ・肺炎随伴性胸水または膿胸 ・院内感染（院内肺炎・肺外感染） ・非感染性疾患（器質化肺炎，肺塞栓，血管炎，心不全，薬剤熱）
悪化または進行	・治療開始時の重症例 ・カバーしていない微生物 ・耐性菌 ・肺外病変（膿胸，肺炎随伴性胸水，IE，髄膜炎，関節炎） ・診断が正しくない（肺塞栓，ARDS，血管炎など）	・院内感染（院内肺炎・肺外感染） ・既存疾患の悪化 ・非感染性疾患（肺塞栓症，心筋梗塞，腎不全）の同時発症

（Mandell LA, et al. Clin Infect Dis. 2007；44 Suppl 2：S27-72[2] をもとに作成）

3 ● 経験的治療で改善しない場合の鑑別

進行」に分けて考える方法は，臨床現場ではとても有用だと思います．

　注目すべき点のひとつとして，72 時間以内に改善も悪化もない場合は，通常の反応と解釈して，治療を変える必要がないことです．これは前述しましたが，市中肺炎が改善傾向となるまでに 48〜72 時間かかるためです．実は効果のある治療をしているのに，効果なしと判断してしまうと，不要な検査や不要な広域抗菌薬治療につながるため，注意しましょう．

3）経験的治療無効時の対応方法

　治療無効と判断した場合，まずより医療密度の高い病棟へ移動するかどうかを検討しつつ，さらなる診断的検査の施行と，治療の変更（抗菌薬の変更，ドレナージの追加，非感染性疾患の治療）を行います．

　✓ 治療無効の場合，医療密度の高い病棟への移動，診断的検査，治療の変更を検討する

　今後の治療を決定するために，表10 から 表12 を参考に，鑑別疾患を検討します．経過，身体所見，治療開始前の培養結果（喀痰・血液），喀痰培養と血液培養の再検，胸部単純 X 線写真の再検，胸部 CT（肺化膿症や肺癌の可能性を考えている場合は造影剤の使用を検討する），必要に応じて胸水検査や気管支鏡検査などを行います 表13．また，他の感染巣の可能性を検討し，必要時に応じて該当部位の培養検査を提出します（例：尿路感染症を疑った場合は尿培養を提出します）．

　抗菌薬使用下で採取した喀痰の培養結果は，感染なのか colonization なのか判断が難しく，過剰な抗菌薬治療につながることがあるため，慎重に検討します．例えば，喀痰培養で MRSA が検出されたとしても，上気道に常在しているだけの可能性もありますので，グラム染色所見や臨床所見をみて治療対象とするか判断します．

　✓ 喀痰培養の解釈は難しい，慎重に臨床経過を踏まえて解釈する

　また，培養結果は，陽性所見だけでなく，**陰性所見が重要**で，治療を決定する上で参考になります．抗菌薬治療開始前に良質な検体が採取できた場合，喀痰培養で MRSA や緑膿菌が検出されなければ，それらによる肺炎の可能性は

Chapter 6 ● 治療効果判定と治療期間

表13 治療無効時に検討する検査

- 血液培養の再検
- 喀痰培養の再検
- 胸部 CT（肺塞栓，胸水，肺化膿症，気道閉塞，肺癌，器質化肺炎などの検索）
- 胸腔穿刺（肺炎随伴性胸水，膿胸）
- 気管支鏡検査（気管支肺胞洗浄と経気管支肺生検）
- 他の感染巣の検討（尿培養などの提出，カテーテル血培養，カテーテル先端培養）

（日本呼吸器学会成人肺炎診療ガイドライン 2017 作成委員会，編．成人肺炎診療ガイドライン 2017．東京：メディカルレビュー社；2017[1]，Mandell LA, et al. Clin Infect Dis. 2007；44 Suppl 2：S27-72[2]，Weyers CM, et al. Clin Chest Med. 2005；26：143-58[36] を参考に作成）

考えなくてよいため，治療対象から外すことができます[1,2]．

✓ **良質な気道検体の培養では，陰性所見も重要である**

　気管支鏡検査は侵襲的であるため，適応を絞る必要があります．気管挿管された患者の気道検体を培養目的で採取する場合や，好酸球性肺炎・器質化肺炎・肺胞出血などを疑う場合がよい適応となります．

　治療は，治療無効の原因に応じて決定します．原因が判明するまでは，それまで治療対象としていない耐性菌などによる感染症のリスクがある場合，**各種培養を採取した上で**それらをカバーできる抗菌薬治療に変更することを検討します．変更した場合は，培養結果をみて，さらに治療を調整します．ドレナージが必要な病態があれば，適切な方法によるドレナージを施行します．

✓ **治療無効の原因に応じて，治療方法を決定する**

　ただし，経験的治療への反応不良は，抗菌薬のカバー範囲の問題よりも，来院時に重症であること（数日間は適切な治療にもかかわらず悪化する）や，宿主因子（肺の基礎疾患の存在，喀痰排泄不良，免疫不全状態など）による抗菌薬への反応の遅延，が原因となっていることが多いため，必ずしも抗菌薬を変更する必要はありません．

✓ **治療反応不良の原因は，重症であることや宿主因子であることが多い**

　また，実は市中肺炎と思っていた浸潤影が非感染性疾患である場合や，治療

180

3 ● 経験的治療で改善しない場合の鑑別

経過中に非感染性疾患が併発した場合も，抗菌薬を変更しても効果が期待できません．当たり前のことですが，「抗菌薬無効」の原因を詳細に検討することが重要です．

✓ 抗菌薬を変更しても効果が期待できない病態は多い
✓ 安易に変更せず「抗菌薬無効」の原因を詳細に検討することが重要

　状態が横ばいの場合（少なくとも悪化していない場合），画像所見の改善が乏しい・炎症反応の低下が乏しいといった理由のみで抗菌薬を安易に変更することは，控えたほうがよいでしょう．変更する場合も，十分に原因を検討した上で，必ず気道検体を採取してから，最適と思われる抗菌薬に変更します．その後，培養結果と経過から，その変更が適切であったかを評価し，治療をさらに最適化していきます．

まとめ

- 市中肺炎の経験的治療は，6〜15％で効果がみられない
- 治療無効時の原因の鑑別は，まず感染性と非感染性に分類する
- 感染性の病態は，「微生物」「宿主（患者）」「薬剤」に分けて考える
- 治療無効の場合，医療密度の高い病棟への移動，診断的検査，治療の変更を検討する
- 治療無効の原因は，抗菌薬のカバー範囲の問題ではないことも多いため，必ずしも抗菌薬を変更する必要はない
- 治療無効の原因に応じて，治療方法を決定する

参考文献

1) 日本呼吸器学会成人肺炎診療ガイドライン2017作成委員会，編. 成人肺炎診療ガイドライン2017. 東京: メディカルレビュー社; 2017.
2) Mandell LA, Wunderink RG, Anzueto A, et al. Infectious Diseases Society of America/American Thoracic Society consensus guidelines on the management of community-acquired pneumonia in adults. Clin Infect Dis. 2007; 44 Suppl 2: S27-72.
3) Halm EA, Fine MJ, Marrie TJ, et al. Time to clinical stability in patients hospitalized with community-acquired pneumonia: implications for practice guidelines. JAMA. 1998; 279: 1452-7.

Chapter 6 ● 治療効果判定と治療期間

4) Menendez R, Torres A, Rodriguez de Castro F, et al. Reaching stability in community-acquired pneumonia: the effects of the severity of disease, treatment, and the characteristics of patients. Clin Infect Dis. 2004; 39: 1783-90.

5) Bruns AH, Oosterheert JJ, Prokop M, et al. Patterns of resolution of chest radiograph abnormalities in adults hospitalized with severe community-acquired pneumonia. Clin Infect Dis. 2007; 45: 983-91.

6) Mittl RL, Jr., Schwab RJ, Duchin JS, et al. Radiographic resolution of community-acquired pneumonia. Am J Respir Crit Care Med. 1994; 149: 630-5.

7) El Solh AA, Aquilina AT, Gunen H, et al. Radiographic resolution of community-acquired bacterial pneumonia in the elderly. J Am Geriatr Soc. 2004; 52: 224-9.

8) Sandberg T, Skoog G, Hermansson AB, et al. Ciprofloxacin for 7 days versus 14 days in women with acute pyelonephritis: a randomised, open-label and double-blind, placebo-controlled, non-inferiority trial. Lancet. 2012; 380: 484-90.

9) Eliakim-Raz N, Yahav D, Paul M, et al. Duration of antibiotic treatment for acute pyelonephritis and septic urinary tract infection-- 7 days or less versus longer treatment: systematic review and meta-analysis of randomized controlled trials. J Antimicrob Chemother. 2013; 68: 2183-91.

10) Yahav D, Franceschini E, Koppel F, et al. Seven versus fourteen days of antibiotic therapy for uncomplicated Gram-negative bacteremia: a non-inferiority randomized controlled trial. Clin Infect Dis. 2018.

11) Chotiprasitsakul D, Han JH, Cosgrove SE, et al. Comparing the outcomes of adults with enterobacteriaceae bacteremia receiving short-course versus prolonged-course antibiotic therapy in a multicenter, propensity score-matched cohort. Clin Infect Dis. 2018; 66: 172-7.

12) Uno S, Hase R, Kobayashi M, et al. Short-course antimicrobial treatment for acute cholangitis with Gram-negative bacillary bacteremia. Int J Infect Dis. 2017; 55: 81-5.

13) Doi A, Morimoto T, Iwata K. Shorter duration of antibiotic treatment for acute bacteraemic cholangitis with successful biliary drainage: a retrospective cohort study. Clin Microbiol Infect. 2018; 24: 1184-9.

14) Kalil AC, Metersky ML, Klompas M, et al. Management of adults with hospital-acquired and ventilator-associated pneumonia: 2016 Clinical Practice Guidelines by the Infectious Diseases Society of America and the American Thoracic Society. Clin Infect Dis. 2016; 63: e61-e111.

15) Dimopoulos G, Matthaiou DK, Karageorgopoulos DE, et al. Short- versus long-course antibacterial therapy for community-acquired pneumonia: a meta-analysis. Drugs. 2008; 68: 1841-54.

16) Musher DM, Thorner AR. Community-acquired pneumonia. N Engl J Med. 2014; 371: 1619-28.

17) Dunbar LM, Wunderink RG, Habib MP, et al. High-dose, short-course levofloxacin for community-acquired pneumonia: a new treatment paradigm. Clin In-

3 ● 経験的治療で改善しない場合の鑑別

fect Dis. 2003; 37: 752-60.
18) Leophonte P, File T, Feldman C. Gemifloxacin once daily for 7 days compared to amoxicillin/clavulanic acid thrice daily for 10 days for the treatment of community-acquired pneumonia of suspected pneumococcal origin. Respir Med. 2004; 98: 708-20.
19) Siegel RE, Alicea M, Lee A, et al. Comparison of 7 versus 10 days of antibiotic therapy for hospitalized patients with uncomplicated community-acquired pneumonia: a prospective, randomized, double-blind study. Am J Ther. 1999; 6: 217-22.
20) Leophonte P, Choutet P, Gaillat J, et al. Efficacy of a ten day course of ceftriaxone compared to a shortened five day course in the treatment of community-acquired pneumonia in hospitalized adults with risk factors. Med Mal Infect 2002; 32: 369-381.
21) Li JZ, Winston LG, Moore DH, et al. Efficacy of short-course antibiotic regimens for community-acquired pneumonia: a meta-analysis. Am J Med. 2007; 120: 783-90.
22) el Moussaoui R, de Borgie CA, van den Broek P, et al. Effectiveness of discontinuing antibiotic treatment after three days versus eight days in mild to moderate-severe community acquired pneumonia: randomised, double blind study. BMJ. 2006; 332: 1355.
23) Mandell LA, File TM, Jr. Short-course treatment of community-acquired pneumonia. Clin Infect Dis. 2003; 37: 761-3.
24) Castro-Guardiola A, Viejo-Rodriguez AL, Soler-Simon S, et al. Efficacy and safety of oral and early-switch therapy for community-acquired pneumonia: a randomized controlled trial. Am J Med. 2001; 111: 367-74.
25) Ramirez JA, Bordon J. Early switch from intravenous to oral antibiotics in hospitalized patients with bacteremic community-acquired *Streptococcus pneumoniae* pneumonia. Arch Intern Med. 2001; 161: 848-50.
26) Uranga A, Espana PP, Bilbao A, et al. Duration of antibiotic treatment in community-acquired pneumonia: a multicenter randomized clinical trial. JAMA Intern Med. 2016; 176: 1257-65.
27) Schuetz P, Christ-Crain M, Thomann R, et al. Effect of procalcitonin-based guidelines vs standard guidelines on antibiotic use in lower respiratory tract infections: the ProHOSP randomized controlled trial. JAMA. 2009; 302: 1059-66.
28) Halm EA, Fine MJ, Kapoor WN, et al. Instability on hospital discharge and the risk of adverse outcomes in patients with pneumonia. Arch Intern Med. 2002; 162: 1278-84.
29) Dagan E, Novack V, Porath A. Adverse outcomes in patients with community acquired pneumonia discharged with clinical instability from Internal Medicine Department. Scand J Infect Dis. 2006; 38: 860-6.
30) Menendez R, Torres A, Zalacain R, et al. Risk factors of treatment failure in community acquired pneumonia: implications for disease outcome. Thorax.

Chapter 6 ● 治療効果判定と治療期間

2004; 59: 960-5.

31) Roson B, Carratala J, Fernandez-Sabe N, et al. Causes and factors associated with early failure in hospitalized patients with community-acquired pneumonia. Arch Intern Med. 2004; 164: 502-8.

32) Arancibia F, Ewig S, Martinez JA, et al. Antimicrobial treatment failures in patients with community-acquired pneumonia: causes and prognostic implications. Am J Respir Crit Care Med. 2000; 162: 154-60.

33) Sanyal S, Smith PR, Saha AC, et al. Initial microbiologic studies did not affect outcome in adults hospitalized with community-acquired pneumonia. Am J Respir Crit Care Med. 1999; 160: 346-8.

34) Rome L, Murali G, Lippmann M. Nonresolving pneumonia and mimics of pneumonia. Med Clin North Am. 2001; 85: 1511-30, xi.

35) Low DE, Mazzulli T, Marrie T. Progressive and nonresolving pneumonia. Curr Opin Pulm Med. 2005; 11: 247-52.

36) Weyers CM, Leeper KV. Nonresolving pneumonia. Clin Chest Med. 2005; 26: 143-58.

Chapter 7

市中肺炎の予防—ワクチン接種

　肺炎の予防のために，肺炎球菌ワクチン接種，インフルエンザワクチン接種，禁煙が推奨されています[1]．また，誤嚥性肺炎予防には，ブラッシングによる口腔ケアも有用です[2]．この章では，肺炎予防に有用な2つのワクチンについて説明していきます．

1 ▶ 肺炎球菌ワクチン

　肺炎球菌は上気道の常在菌で，血清型によって90種類以上に分類されます．市中肺炎の最も主要な原因微生物であり，重症肺炎のもっとも多い原因微生物でもあります．そのため，肺炎球菌性肺炎の高リスク群に対して，肺炎球菌ワクチンの接種が推奨されています[1-3]．

1) 肺炎球菌ワクチンの種類
　使用できる肺炎球菌ワクチンは2種類あります．23の血清型をカバーする23価肺炎球菌莢膜ポリサッカライドワクチン（23-valent pneumococcal polysaccharide vaccine: PPSV23，商品名: ニューモバックスNP®）と，13の血清型をカバーする13価肺炎球菌結合型ワクチン（13-valent pneumococcal conjugate vaccine: PCV13，商品名: プレベナー13®）です．

a. 23価肺炎球菌莢膜ポリサッカライドワクチン（PPSV23）
　PPSV23は，1988年に薬事承認されて接種可能となった歴史が長いワクチンです．2〜64歳で肺炎球菌感染症のリスクが高く重症化しやすい患者群と，65歳以上のすべての人に適応があります 表1 表2．日本では，60〜64歳

Chapter 7 ● 市中肺炎の予防

表1 PPSV23 と PCV13 の比較

	PPSV23	PCV13
接種年齢（添付文書）	2〜64 歳の高リスク者 65 歳以上の高齢者	65 歳以上の高齢者 2 カ月から 6 歳未満の小児
定期接種	60〜64 歳の高リスク者 65 歳	なし
接種方法	筋肉注射	筋肉注射
成人 IPD のカバー率[4]	60%（2013 年）	46%（2013 年）
成人肺炎球菌性肺炎のカバー率[5]	50%（2015 年）	33.3%（2015 年）
免疫機序	B 細胞	B 細胞＋T 細胞

IPD: invasive pneumococcal disease 侵襲性肺炎球菌感染症

の高リスク群と 65 歳（2019 年 4 月 1 日以降）が，「定期接種」の対象となっています．詳細は割愛しますが，免疫機序が B 細胞依存性であるため，免疫記憶はないと考えられています．

- ✓ PPSV23 の適応は，65 歳以上，または，65 歳未満かつ高リスク群
- ✓ 高齢者を対象とした肺炎球菌ワクチンの「定期接種」では，PPSV23 のみ使用可能

b. 13 価肺炎球菌結合型ワクチン（PCV13）

　PCV13 は，2014 年 10 月から成人に接種できるようになったワクチンです．日本では，65 歳以上で使用可能です．米国予防接種諮問委員会（Advisory Committee on Immunization Practices: ACIP）は，高齢者だけでなく，19 歳以上の高リスク群**表2**にも接種を推奨しています[3]．PCV13 の接種が推奨される「高リスク群」は，PPSV23 よりも少し適応範囲が狭いため注意してください**表2**．また，PCV13 は，「定期接種」としては接種できません．日本の免疫機序は，T 細胞を介するため高い免疫効果が期待でき，免疫記憶もあると考えられています．2 つのワクチンを比較した表を提示します**表1****表2**．

186

1 ● 肺炎球菌ワクチン

表2 PPSV と PCV13 接種の ACIP 推奨

基礎疾患	PPSV23	PPSV23 再接種	PCV13
65 歳以上の高齢者	○	※	○
免疫正常者			
慢性心疾患	○		
慢性呼吸器疾患（COPD，喘息など）	○		
糖尿病	○		
アルコール依存症	○		
慢性肝疾患	○		
喫煙	○		
髄液漏	○		○
人工内耳	○		○
脾機能不全			
sickle cell disease	○	○	○
無脾症（脾摘後，先天性）	○	○	○
免疫不全者			
先天性または後天性免疫不全	○	○	○
HIV 感染症	○	○	○
慢性腎不全	○	○	○
ネフローゼ症候群	○	○	○
白血病・リンパ腫・ホジキン病	○	○	○
悪性腫瘍	○	○	○
免疫抑制薬・ステロイド使用	○	○	○
固形臓器移植後	○	○	○
多発性骨髄腫	○	○	○

ACIP：Advisory Committee on Immunization Practices　米国予防接種諮問委員会
COPD：chronic obstructive pulmonary disease　慢性閉塞性肺疾患
※ 65 歳未満に PPSV23 の接種歴がある場合，65 歳以上かつ最終 PPSV23 接種から 5 年以上の間隔をあけて再接種する
（MMWR Morb Mortal Wkkly Rep. 2012；61：816-9[3]，Tomczyk S, et al. MMWR Morb Mortal Wkly Rep. 2014；63：822-5[6] を参考に作成）

Chapter 7 ● 市中肺炎の予防

✓ PCV13 は，65 歳以上，または 65 歳未満の高リスク群の場合に，医学的な接種の適応がある（ただし日本の添付文書では 65 歳以上のみ）
✓ PCV13 は，高齢者を対象とした肺炎球菌ワクチンの「定期接種」には使用できない

c. PPSV23 と PCV13 の使い分け

使い分けの方法を教えてくれる evidence はありません．そのため，以下を参考にして，接種方法を決定します．

✓ 血清型の分布（各ワクチンのカバー率）
✓ 各ワクチン単独のエビデンス
✓ 各ワクチン接種による抗体価の上昇
✓ 専門家の意見

詳しい接種方法と今までの evidence については後で述べますが，**65 歳以上の高齢者，または，65 歳未満で肺炎球菌感染症のリスクが高い基礎疾患を持っている場合**に，両方のワクチンを一定の間隔をあけて接種することが推奨されています 表2 .

2）血清型

当然のことですが，各ワクチンのカバー率によって，期待できる効果が変わってきます．そして，このカバー率は年々変化しているため（ワクチンカバー率が低下している），どのワクチンが本当に効果があるのか判断を難しくしています．

小児で PCV 導入後，小児の**侵襲性肺炎球菌感染症**（invasive pneumococcal disease: IPD）だけでなく，成人の IPD も減少しました[7] 図1〜3 ．この研究が行われていた時は，PCV13 の開発前であり，PCV7（7価肺炎球菌結合型ワクチン）が使用されていました．

もともと肺炎球菌は，小児の上咽頭に 20〜40％で高率に保菌され，成人へ伝播すると考えられています．小児への PCV 接種によって，小児の肺炎球菌（ワクチン含有血清型）の保菌が減少したため，成人への伝播が低下，その結

1 ● 肺炎球菌ワクチン

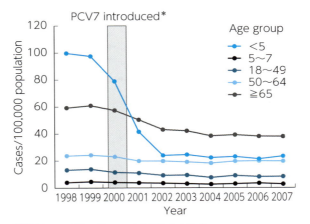

図1 PCV導入後のIPD罹患率の変化
特に5歳未満と65歳以上で減少が大きい
(Pilishvili T, et al. J Infect Dis. 2010; 201: 32-41[7]) から引用)

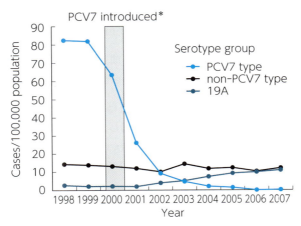

図2 PCV7導入後の5歳未満でのIPD罹患率の変化
ワクチン含有血清型によるIPDが減少した
(Pilishvili T, et al. J Infect Dis. 2010; 201: 32-41[7]) から引用)

Chapter 7 ● 市中肺炎の予防

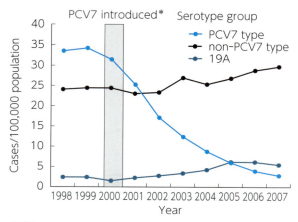

図3 PCV導入後の高齢者（65歳以上）でのIPD罹患率の変化

ワクチン含有血清型によるIPDが減少し，ワクチン非含有血清型のIPDが増加した
（Pilishvili T, et al. J Infect Dis. 2010；201：32-41[7]）から引用）

果成人のIPD発症も低下した，と考えられます（herd immunity：集団免疫）．ちなみに，PPSV23では，serotype replacementの報告はありません．

- ✓ 小児へのPCV接種で，小児だけでなく成人のIPDも減る（集団免疫）
- ✓ PPSV23によるserotype replacementは報告されていない

補足ですが，今後よく出てくる「IPD」とは，「**血液培養または髄液培養から肺炎球菌が検出される感染症**」のことを指します．菌血症を伴う肺炎，髄膜炎，それ以外の感染focusのある（またはfocusのはっきりしない）菌血症，が該当します．菌血症を伴わない肺炎はIPDではありません．

- ✓ IPD＝血液培養または髄液培養で肺炎球菌が検出される感染症

しかしIPDが減少する一方で，ワクチンの血清型カバー率は低下傾向です．これは，PCV接種によって，ワクチン含有血清型が減少し，ワクチン非含有血清型の占める割合（絶対数も少し上昇しています）が増加したことが原因で

1 ● 肺炎球菌ワクチン

す．これを血清型置換（serotype replacement）とよびます．海外でまず報告されましたが[7-10]，日本でも同様の傾向がみられます．

> ✓ PCV 導入後，流行している肺炎球菌の血清型が変化した（ワクチン含有血清型の減少）

　日本では，2010 年 11 月に 5 歳未満の小児に PCV7 の公費助成が開始となり，2013 年 4 月に PCV7 が定期接種化されました．さらに 2013 年 11 月に小児の定期接種が PCV7 から PCV13 に変更となり，現在に至ります（2014 年 10 月から成人に接種可能となりました）．

　日本の疫学データによると，2006〜2007 年シーズンの成人 IPD において，PCV13 カバー率 61.5%・PPSV23 カバー率 85.4%でしたが[11]，2013 年 4 月から 2014 年 3 月の成人 IPD では，PCV13 カバー率 46%・PPSV23 カバー率 60%に低下しました[4]．肺炎球菌性肺炎でも，同様の結果でした[12]．2015 年の肺炎球菌性肺炎の菌株の解析では，PCV13 カバー率 33.3%，PPSV23 カバー率 50%で，さらに低下していました[5]．

> ✓ ワクチンカバー率は，PCV13 61.5% → 33.3%，PPSV23 85.4% → 50%まで低下した

　ワクチンカバー率は，国または地域によって異なりますし，1 つの国でも年々変化します．そのため，ワクチン効果は国または地域によって異なり，1 つの国でも年々変化します．よって，真のベストなワクチン接種方法を決定するのは困難と思われます．限界を認識した上で，今までの効果を評価した研究結果をもとに，最適と思われるワクチンの接種方法が提案されています．

3）効果

　2 つのワクチンを「両方」接種して肺炎の罹患率の減少や死亡率の低下を調査した研究は現段階では存在しません．そのためここでは，各ワクチン単独の効果について説明します．これらのワクチンの効果を評価する際，「IPD（菌血症または髄膜炎）」「菌血症を伴わない肺炎球菌性肺炎」「市中肺炎全体」「全死亡」を減少させるかどうか，に注目します．

Chapter 7 ● 市中肺炎の予防

a. 23 価肺炎球菌莢膜ポリサッカライドワクチン（PPSV23）

　約 47,000 人の 65 歳以上の高齢者を対象とした PPSV23 の効果を評価した観察研究（米国）では，肺炎球菌菌血症が約 40％減少しましたが，市中肺炎による入院・死亡率は低下しませんでした [13]．免疫正常者がインフルエンザワクチンも接種した場合，肺炎球菌菌血症は 65％も減少しました．同様の結果は，メタ解析でも示されています [14]．

　✓ PPSV23 の接種によって，肺炎球菌菌血症が約 40％減少する

　約 26 万人の 65 歳以上の高齢者を対象とした前向き観察研究（スウェーデン）では，PPSV23 とインフルエンザワクチンの併用効果が検討されました．併用によって，市中肺炎（すべての原因微生物）による入院が 29％減少し，IPD は 44％減少，市中肺炎患者の院内死亡率は 35％低下しました．ちなみに，PPSV23 単独の場合は，IPD は減少しましたが，市中肺炎は減少しませんでした [15]．もう 1 つの大規模な前向き観察研究（香港）では，PPSV23 とインフルエンザワクチンを両方接種することによって，高齢者の死亡，肺炎，肺炎球菌性肺炎，虚血性心疾患，脳梗塞，入院，ICU 入室が減少することが示されました [16]．

　✓ PPSV23 とインフルエンザワクチン接種によって IPD，肺炎，入院，死亡が減少し，虚血性心疾患や脳梗塞も減少する

　日本の老人保健施設で行われた PPSV23 の効果を評価した無作為比較試験では，PPSV23 によって肺炎球菌性肺炎とそれによる死亡が減少することが示されました．ただし，PPSV23 群と placebo 群ともにほぼ全員がインフルエンザワクチンを接種していたため，PPSV23 単独で肺炎球菌性肺炎が減少するかどうか，はこの研究からはわかりません [17]．

　✓ PPSV23 とインフルエンザワクチンの両方接種で，老人保健施設の肺炎球菌性肺炎が減少する

　日本で行われた 65 歳以上の高齢者を対象とした PPSV23 の効果を評価した 2,000 人規模の観察研究（2017 年発表）では，PPSV23 によって，ワクチン含有血清型による肺炎球菌性肺炎（99％が菌血症を伴わない肺炎）が

1 ● 肺炎球菌ワクチン

33.5%減少，**肺炎球菌性肺炎全体**が 27.4%減少しました．ワクチン非含有血清型による肺炎球菌性肺炎は減少しませんでした．この研究では，インフルエンザワクチンの接種率の記載はありませんので，肺炎球菌ワクチンが単独でどの程度肺炎を予防したか，正確には判定困難と思われますが，肺炎球菌性肺炎の減少効果を示した貴重な報告と思われます[18]．一方で，IPD を除く肺炎球菌性肺炎への PPSV23 の効果に否定的な報告もあります[19, 20]．

✓ **PPSV23 の接種によって，菌血症を伴わない肺炎球菌性肺炎が減少する可能性がある**

まとめると，PPSV23 の高齢者への接種によって（1）IPD が減少する，（2）インフルエンザワクチンと組み合わせると肺炎全体と肺炎球菌性肺炎が減少する，さらに虚血性心疾患や脳梗塞も減少する，（3）単独でも肺炎球菌性肺炎が減少する可能性がある，ということがわかります．効果を最大限にするために，毎年インフルエンザワクチンを接種した上で，PPSV23 を接種することが重要です．

✓ **高齢者には，毎年インフルエンザワクチンを接種した上で，PPSV23 を接種する**

b. 13 価肺炎球菌結合型ワクチン（PCV13）

もともと小児の定期接種で使用開始され，小児の IPD が著明に減少し，集団免疫効果で高齢者の IPD も減った，という研究がありますが，成人への接種による臨床効果を示した evidence はまだあまりありません．もっとも大規模な無作為比較試験は，健常な 65 歳以上の高齢者約 85,000 人を対象として，オランダで行われました（CAPiTA 研究）[21]．この報告では，PCV13 接種によって，PCV13 に含有される血清型による菌血症を伴わない肺炎球菌性肺炎が 45%，IPD は 75%減少しました．また，すべて血清型の肺炎球菌を対象とした場合でも，**肺炎球菌性肺炎**が 30.6%，IPD が 51.8%減少しました．ただし，市中肺炎全体は減少しませんでした．

✓ **PCV13 接種によって，高齢者の肺炎球菌性肺炎と IPD は減少する**

Chapter 7 ● 市中肺炎の予防

4) 実際の接種方法 表1 表2

a. 23 価肺炎球菌莢膜ポリサッカライドワクチン（PPSV23）

基本的に 65 歳で 1 回接種するワクチンです．ただし，表2 の基礎疾患がある場合は，合計 2～3 回の接種が推奨されます[3,6]．複数回接種の確固たる臨床効果を示した研究はありませんが，再接種によって抗体価は上昇します[22,23]．理論的に効果がある可能性があるため，複数回接種が推奨されています[24]．再接種時は，局所反応が増加すると報告されていますが，軽度であり問題なく接種可能です[25,26]．

表2 の「（慢性疾患を持つ）免疫正常者」の場合，65 歳未満で 1 回目を接種した後，5 年以上の間隔をあけて，かつ，65 歳以上となったポイントで，2 回目を接種します．例えば，55 歳の COPD 患者の場合は，55 歳で 1 回目接種，65 歳で 2 回目接種．63 歳の慢性心不全患者の場合は，63 歳で 1 回目接種，68 歳で 2 回目接種，となります．

表2 の「脾臓機能不全」または「免疫不全者」の場合，65 歳未満で 1 回目を接種した後，5 年後に 2 回目を接種します．その後 5 年以上の間隔をあけて，かつ，65 歳以上となったポイントで，3 回目を接種します（もし 2 回目接種が 65 歳以上となった場合は 3 回目の接種は行いません）．例えば，50 歳で HIV 感染症と診断された場合，50 歳で 1 回目接種，55 歳で 2 回目を接種，65 歳で 3 回目を接種します．62 歳で自己免疫疾患に対して免疫抑制薬を開始した場合，62 歳で 1 回目，67 歳で 2 回目を接種して終了です．

表2 は米国 ACIP の推奨ですが，脾臓摘出後の患者に対して，5 年に 1 回の PPSV23 接種（回数制限なし）を推奨している専門家もいます[27,28]．

✓ PPSV23 の推奨接種回数は，基礎疾患と 1 回目の接種年齢で決まる
✓ PPSV23 を複数回接種する場合の接種間隔は 5 年間以上

b. 13 価肺炎球菌結合型ワクチン（PCV13）

成人の場合，基礎疾患にかかわらず 1 回接種のワクチンです．米国での PCV13 の接種対象は，表2 を参照ください．65 歳以上，脾臓機能不全，免疫不全者，髄液漏，人工内耳の患者が対象となります[3,6]．

1 ● 肺炎球菌ワクチン

　日本感染症学会は，65 歳以上の場合の肺炎球菌ワクチン接種の考え方は公表していますが，基礎疾患のある患者に対する考えは表明していません．65 歳以上の高齢者に対しては，PCV13 を 1 回接種することを推奨しています[29]．

　日本では添付文書上の適応から 65 歳未満の場合は外れてしまうため，米国の推奨に従って基礎疾患のある若年者に接種する場合は，効果と副反応を患者さんに説明し納得していただいた上で，担当医の責任のもと接種する必要があります．

　PCV13 の成人に対する接種の推奨は，臨床効果を示した evidence が乏しいため，国によって異なっています．カナダでは，脾臓機能低下または免疫不全者に対してのみ，（PPSV23 接種後 1 年以上の間隔をあけて）1 回接種が推奨されています[30]．つまり，65 歳以上の高齢者に対する一律接種は推奨していません．同様に，オーストラリアでも，65 歳以上の高齢者に対する PCV13 の一律接種を推奨していません[31]．

> ✓ PCV13 の接種対象は国によって推奨が異なる
> ✓ 脾臓機能不全，免疫不全者，髄液漏，人工中耳はよい適応
> ✓ 65 歳以上の健常な高齢者に対しても接種を検討してよい

c．両方接種すべきか，両方接種する場合どちらを先に接種するか

　既存の evidence の解釈などが異なるため，国によって推奨が若干異なりますが，現時点では，基本的にどちらも接種する，という米国または日本の方針でよい，と筆者は考えています．以下の内容は，米国の推奨または日本の感染症学会/呼吸器学会の推奨に従って説明しています[3, 6, 24, 29]．

① 65 歳以上の高齢者

　米国では，65 歳以上の高齢者に対して，PPSV23 と PCV13 の両方を接種することが推奨されています 図4．接種間隔は 1 年間以上で，先に PCV13 を接種することを推奨しています．PCV13 と PPSV23 の接種の順番の違いによって，肺炎の減少などの臨床効果の差を評価した報告はありませんが，PCV13 → PPSV23 の順に接種した場合，PPSV23 → PCV13 の順に接種した場合より，PCV13 含有血清型に対するオプソニン化貪食活性（ワクチンの

JCOPY 498-13042　　195

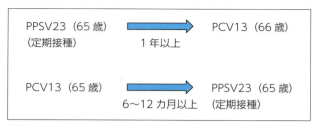

図4 高齢者の肺炎球菌ワクチン

効果を示す surrogate marker) の上昇が大きかった[32-34]，という報告があるためです．

　日本では，定期接種として補助が受けられる肺炎球菌ワクチンが PPSV23 だけですので，65歳で PPSV23 を接種した後，1年以上の間隔をあけて PCV13 を接種します．または，PCV13 をまず接種してから，6〜12カ月後に PPSV23 を接種する方法もあります（このように計画すれば，PPSV23 は 65歳のうちに接種可能となり，「定期接種」として補助を受けることができます）．先述したように，カナダやオーストラリアでは，健常な高齢者に対するPCV13 の推奨はないため，PPSV23 のみ 65歳で接種しています．

- ✓ 高齢者の場合，65歳で PPSV23 を接種，1年後に PCV13 接種
- ✓ PCV13 と PPSV23 の接種間隔は 1 年以上が基本
- ✓ ただし PCV13 を先に接種した場合は，6カ月以上の間隔があれば PPSV23 接種可能

② 慢性疾患のある免疫正常者（65歳未満）

　米国では，慢性疾患（慢性心不全，COPD，糖尿病，アルコール依存症，慢性肝疾患など）のある免疫正常者は，65歳未満での PPSV23 の接種が推奨されています 図5．

　その後，65歳以上になった場合は，上述した「65歳以上の高齢者」と同じ方針となります．PCV13 は，65歳となった時点で接種します（初回のPPSV23 から 6〜12カ月以上の間隔をあけます）．PPSV23 は，初回接種から 5年以上経過，かつ，65歳以上になった時点で2回目を接種します．また，

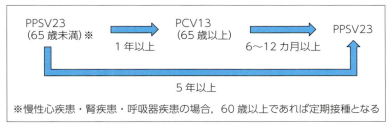

図5 慢性疾患のある免疫正常者の肺炎球菌ワクチン

PPSV23とPCV13の接種は，1年間以上あける必要があります．

例えば，63歳のCOPDの患者の場合，63歳にPPSV23接種，65歳にPCV13接種，68歳に2回目のPPSV23を接種します．

✓ 慢性疾患のある免疫正常者は，65歳未満で1回目のPPSV23を接種する

③ 髄液漏または人工内耳のある患者（65歳未満）

米国では，髄液漏または人工内耳のある65歳未満の患者の場合，PCV13をまず接種してから，8週間以上の間隔をあけてPPSV23を接種することが推奨されています図6．PPSV23は，初回接種から5年以上経過，かつ，65歳以上になった時点で2回目を接種します（もし1回目のPPSV23を65歳以降に接種した場合は，2回目のPPSV23接種は不要です）．

PCV13は，65歳未満で接種する場合，添付文書に記載されている方法から逸脱した投与法になるため，説明と同意の上で，担当医の責任で接種する必要があります．

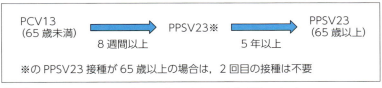

図6 髄液漏または人工中耳のある患者の肺炎球菌ワクチン

例えば，60歳で髄液漏を発症した場合，まずPCV13を接種し，その8週間後にPPSV23を接種，65歳で2回目のPPSV23を接種します．

④ 免疫不全者・脾臓機能不全患者

米国では，免疫不全者または脾臓機能不全患者の場合，PCV13をまず接種してから，8週間以上の間隔をあけてPPSV23を接種，その後5年あけて2回目のPPSV23を接種，さらに5年以上経過かつ65歳以上になった時点で3回目を接種します 図7 ．ちなみに，65歳以上でのPPSV23の接種は1回で終了のため，1回目または2回目のPPSV23接種が65歳以上となる場合は，それ以降のPPSV23接種は行いません．

繰り返しになりますが，PCV13は，65歳未満で接種する場合，添付文書に記載されている方法から逸脱した投与法になるため，説明と同意の上で，担当医の責任で接種する必要があります．

例えば，50歳でHIV感染症に罹患した場合，まずPCV13を接種，8週間後にPPSV23を接種，その5年後（55歳）に2回目のPPSV23を接種，さらに5年以上あけて65歳以上となったときに3回目のPPSV23を接種します．

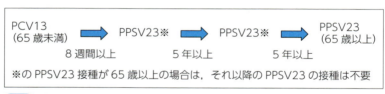

図7　免疫不全者・脾臓機能低下患者の肺炎球菌ワクチン（65歳未満）

まとめ

- 肺炎球菌ワクチンは2種類ある（PPSV23とPCV13）
- PPSV23は，単独で高齢者のIPDを減らす
- PPSV23は，インフルエンザワクチン併用で，高齢者の肺炎・入院・死亡を減らす

2 ● インフルエンザワクチン

- PCV13 は，高齢者の肺炎球菌性肺炎と IPD を減らす
- PPSV23 は，基礎疾患と接種開始年齢によって接種回数が 1〜3 回
- PCV13 は，1 回接種
- 接種のタイミングは，図4〜7 を参照

2 ▶ インフルエンザワクチン

インフルエンザに高齢者が罹患すると，2 次性の細菌性肺炎が起こることがあります（第 3 章「コラム インフルエンザ後の肺炎」p.69）．そのため，市中肺炎を減らすためには，インフルエンザを予防することも重要となります．インフルエンザの予防のためにもっとも一般的に行われているのが，インフルエンザワクチン接種です．ここでは，インフルエンザワクチンの適応，効果，接種方法について説明します．

1）ワクチン接種の適応

生後 6 カ月以上のすべての人に接種が推奨されています[35]．禁忌は，「インフルエンザワクチンによる重篤なアレルギー反応の既往」のみです．ワクチン供給が限られている場合のワクチン接種が優先されるグループを 表3 にまとめました．臨床研究で示されてきた肺炎球菌ワクチン（特に PPSV23）の効果は，インフルエンザワクチン接種が前提となっていることが多いため，肺炎球菌ワクチンの接種対象者には，毎年インフルエンザワクチンを忘れずに接種することが特に重要です．もちろん，生後 6 カ月以上のすべての人への接種が重要であることは言うまでもありません．

✓ 肺炎球菌ワクチン接種対象者は，効果を最大限にするためにインフルエンザワクチンを毎年忘れずに接種する（ただし，インフルエンザワクチンの適応は「生後 6 カ月以上全員」）

2）効果

ワクチン株と流行株が一致するかどうかで効果が変わるため，報告によって

Chapter 7 ● 市中肺炎の予防

表3 特にインフルエンザワクチン接種が推奨されるグループ

インフルエンザの重度の合併症の高リスク群

6〜59カ月の小児
50歳以上
慢性の肺疾患・心疾患・腎疾患・肝疾患・神経疾患・血液疾患・代謝性疾患
免疫不全状態（薬剤，HIV感染症などすべての理由）
妊婦，または，インフルエンザシーズンの妊娠予定者
18歳未満でアスピリン内服中
施設入所者
BMI≧40の肥満

インフルエンザの重度の合併症の高リスク群と同居またはcareする人

医療従事者（医師，看護師，その他の医療職）
施設の職員（ナーシングホームなど）
医療系または介護系の学生
家族または介護者

（Grohskopf LA, et al. MMWR Recomm Rep. 2018；67：1–20[35] から作成）

効果の程度が異なりますが，ワクチン株と流行株が一致した場合，インフルエンザ発症を概ね60％程度減らすと報告されています．

　2018年のコクランレビューにおいて，これまで報告された多くの臨床研究のメタ解析の結果，インフルエンザワクチンは，16〜65歳の健康成人のインフルエンザ発症を59％減少させ[36]，65歳以上の高齢者でもインフルエンザ発症を58％減少させることが示されました[37]．

✓ インフルエンザ発症が約60％減少する

　そのほか，65歳未満の若年成人では，休職期間の短縮が報告されています[38]．観察研究のメタ解析では，自宅に居住する高齢者（65歳以上）では，インフルエンザまたは肺炎による入院の減少・全死亡が減少し，ナーシングホームの高齢者では，インフルエンザ様疾患の発症率の低下とインフルエンザまたは肺炎による入院が減少することが示されています[37]．

✓ 肺炎による入院，全死亡が減少する可能性がある

2 ● インフルエンザワクチン

3）接種の実際

a．接種のタイミング [35, 39]

　毎年流行するインフルエンザウイルスの株が若干異なるため，また，免疫の持続期間は 6～8 カ月程度であるため，インフルエンザワクチンは**毎年接種**する必要があります．インフルエンザの流行が始まる前に接種することが望ましいので，北半球（日本を含む）では **10 月終わりまでに接種**することが推奨されています．6 カ月から 13 歳は，2 回目接種が必要ですので，2 回目の接種を 10 月終わりまでに打てるように，ワクチンが利用可能になったらすぐに接種するのがよいでしょう．実際には 10 月中にワクチンの流通が始まることが多いため，接種完了するのは 11 月になってしまうことが多いと思います．

　流行が始まった後でも接種する意義はあると考えられており，外来または入院患者で未接種者がいた場合，その時点でワクチンを接種することが推奨されています．

b．接種方法

　成人では 1 回 0.5 mL，3 歳未満では 1 回 0.25 mL を皮下注射します．日本の添付文書では皮下注射となっているため，基本的にそれに従いますが，諸外国では，局所の副反応などが少ないため，筋肉注射が基本となっています（日本で筋肉注射する場合は，説明と同意が必要であり，主治医の責任のもと行う必要があります）．13 歳未満では 4 週間以上間隔をあけてから 2 回目を接種します．

まとめ

- インフルエンザワクチンは，生後 6 カ月以上のすべての人に**毎年接種する**
- 日本では，毎年 10 月中に接種することが望ましい
- インフルエンザワクチンによって，高齢者の肺炎による入院と全死亡が減少する可能性がある

Chapter 7 ● 市中肺炎の予防

［COLUMN

免疫チェックポイント阻害薬使用中のインフルエンザワクチン

　免疫チェックポイント阻害薬（ニボルマブ：オプジーボ®など）投与中に，インフルエンザワクチンは安全に接種できるのでしょうか．インフルエンザワクチンという抗原刺激が与えられることによって，T細胞の活性化が維持された状態の免疫チェックポイント阻害薬使用中の患者で，irAE（immune-related adverse event：免疫関連副作用）が増加してしまうのではないか，という危惧があります．

　安全性について評価した報告は少なく，irAEが増加する可能性を指摘した小規模な報告[40]と安全に使用可能とした報告（対象患者数は文献41の2倍程度）があります[41]．接種後の抗体価の上昇は，免疫正常者と同等であり，ワクチンの予防効果は期待できます[40]．

　ESCMID（European Society of Clinical Microbiology and Infectious Diseases 欧州臨床微生物感染症学会）は，免疫チェックポイント阻害薬（ニボルマブ，ペンブロリズマブ，イピリブマブ）使用時のワクチン接種は，健常人と同等の対応でよいとしています[42]．まだ臨床データが限られているため，確定的なことは言えませんが，安全に使用できる可能性が高いと思われます．ただし，悪性腫瘍の状態，患者の推定予後，患者の免疫状態，免疫チェックポイント阻害薬の今後の推定使用期間，などを検討の上，インフルエンザワクチン接種を患者ごとに検討する必要があると思います．

　✓ 免疫チェックポイント阻害薬使用時，インフルエンザワクチンは安全に使用できる可能性が高い

参考文献

1) Mandell LA, Wunderink RG, Anzueto A, et al. Infectious Diseases Society of America/American Thoracic Society consensus guidelines on the management of community-acquired pneumonia in adults. Clin Infect Dis. 2007; 44 Suppl 2: S27-72.
2) 日本呼吸器学会成人肺炎診療ガイドライン2017作成委員会，編．成人肺炎診療ガイド

ライン 2017. 東京: メディカルレビュー社; 2017.

3) Centers of Disease Control and Prevention. Use of 13-valent pneumococcal conjugate vaccine and 23-valent pneumococcal polysaccharide vaccine for adults with immunocompromising conditions: recommendations of the Advisory Committee on Immunization Practices (ACIP). MMWR Morb Mortal Wkly Rep. 2012; 61: 816-9.

4) 国立感染症研究所. 成人侵襲性肺炎球菌感染症 (IPD) の臨床像と原因菌血清型分布に関する記述疫学 (2013年). IASR. 2014; 35: 236-8.

5) Akata K, Chang B, Yatera K, et al. The distribution and annual changes in the *Streptococcus pneumoniae* serotypes in adult Japanese patients with pneumococcal pneumonia from 2011 to 2015. J Infect Chemother. 2017; 23: 301-6.

6) Tomczyk S, Bennett NM, Stoecker C, et al. Use of 13-valent pneumococcal conjugate vaccine and 23-valent pneumococcal polysaccharide vaccine among adults aged >/=65 years: recommendations of the Advisory Committee on Immunization Practices (ACIP). MMWR Morb Mortal Wkly Rep. 2014; 63: 822-5.

7) Pilishvili T, Lexau C, Farley MM, et al. Sustained reductions in invasive pneumococcal disease in the era of conjugate vaccine. J Infect Dis. 2010; 201: 32-41.

8) Miller E, Andrews NJ, Waight PA, et al. Herd immunity and serotype replacement 4 years after seven-valent pneumococcal conjugate vaccination in England and Wales: an observational cohort study. Lancet Infect Dis. 2011; 11: 760-8.

9) Moore MR, Gertz RE, Jr., Woodbury RL, et al. Population snapshot of emergent *Streptococcus pneumoniae* serotype 19A in the United States, 2005. J Infect Dis. 2008; 197: 1016-27.

10) Whitney CG, Farley MM, Hadler J, et al. Decline in invasive pneumococcal disease after the introduction of protein-polysaccharide conjugate vaccine. N Engl J Med. 2003; 348: 1737-46.

11) Chiba N, Morozumi M, Sunaoshi K, et al. Serotype and antibiotic resistance of isolates from patients with invasive pneumococcal disease in Japan. Epidemiol Infect. 2010; 138: 61-8.

12) 国立感染症研究所. 成人肺炎球菌性肺炎の疫学. IASR. 2014: 35: 238-9.

13) Jackson LA, Neuzil KM, Yu O, et al. Effectiveness of pneumococcal polysaccharide vaccine in older adults. N Engl J Med. 2003; 348: 1747-55.

14) Moberley S, Holden J, Tatham DP, et al. Vaccines for preventing pneumococcal infection in adults. Cochrane Database Syst Rev. 2013: CD000422.

15) Christenson B, Hedlund J, Lundbergh P, et al. Additive preventive effect of influenza and pneumococcal vaccines in elderly persons. Eur Respir J. 2004; 23: 363-8.

16) Hung IF, Leung AY, Chu DW, et al. Prevention of acute myocardial infarction and stroke among elderly persons by dual pneumococcal and influenza vacci-

Chapter 7 ● 市中肺炎の予防

nation: a prospective cohort study. Clin Infect Dis. 2010; 51: 1007-16.
17) Maruyama T, Taguchi O, Niederman MS, et al. Efficacy of 23-valent pneumococcal vaccine in preventing pneumonia and improving survival in nursing home residents: double blind, randomised and placebo controlled trial. BMJ. 2010; 340: c1004.
18) Suzuki M, Dhoubhadel BG, Ishifuji T, et al. Serotype-specific effectiveness of 23-valent pneumococcal polysaccharide vaccine against pneumococcal pneumonia in adults aged 65 years or older: a multicentre, prospective, test-negative design study. Lancet Infect Dis. 2017; 17: 313-21.
19) Shapiro ED, Berg AT, Austrian R, et al. The protective efficacy of polyvalent pneumococcal polysaccharide vaccine. N Engl J Med. 1991; 325: 1453-60.
20) Huss A, Scott P, Stuck AE, et al. Efficacy of pneumococcal vaccination in adults: a meta-analysis. CMAJ. 2009; 180: 48-58.
21) Bonten MJ, Huijts SM, Bolkenbaas M, et al. Polysaccharide conjugate vaccine against pneumococcal pneumonia in adults. N Engl J Med. 2015; 372: 1114-25.
22) Manoff SB, Liss C, Caulfield MJ, et al. Revaccination with a 23-valent pneumococcal polysaccharide vaccine induces elevated and persistent functional antibody responses in adults aged 65 > or = years. J Infect Dis. 2010; 201: 525-33.
23) Hammitt LL, Bulkow LR, Singleton RJ, et al. Repeat revaccination with 23-valent pneumococcal polysaccharide vaccine among adults aged 55-74 years living in Alaska: no evidence of hyporesponsiveness. Vaccine. 2011; 29: 2287-95.
24) Kobayashi M, Bennett NM, Gierke R, et al. Intervals between PCV13 and PPSV23 vaccines: recommendations of the Advisory Committee on Immunization Practices (ACIP). MMWR Morb Mortal Wkly Rep. 2015; 64: 944-7.
25) Musher DM, Manof SB, Liss C, et al. Safety and antibody response, including antibody persistence for 5 years, after primary vaccination or revaccination with pneumococcal polysaccharide vaccine in middle-aged and older adults. J Infect Dis. 2010; 201: 516-24.
26) Walker FJ, Singleton RJ, Bulkow LR, et al. Reactions after 3 or more doses of pneumococcal polysaccharide vaccine in adults in Alaska. Clin Infect Dis. 2005; 40: 1730-5.
27) Di Sabatino A, Carsetti R, Corazza GR. Post-splenectomy and hyposplenic states. Lancet. 2011; 378: 86-97.
28) Mourtzoukou EG, Pappas G, Peppas G, et al. Vaccination of asplenic or hyposplenic adults. Br J Surg. 2008; 95: 273-80.
29) 日本呼吸器学会呼吸器ワクチン検討 WG 委員会/日本感染症学会ワクチン委員会 合同委員会. 65 歳以上の成人に対する肺炎球菌ワクチン接種に関する考え方（アップデート版 2015-9-5）. http://www.kansensho.or.jp/guidelines/pdf/o65haienV_150905.pdf［最終アクセス 2019.1.4］
30) カナダ政府のホームページの肺炎球菌ワクチンの項目　https://www.canada.ca/en/public-health/services/publications/healthy-living/canadian-immuniza-

2 ● インフルエンザワクチン

tion-guide-part-4-active-vaccines/page-16-pneumococcal-vaccine.html#risk-factors [最終アクセス 2019.1.4]

31) オーストラリア保健省のホームページのワクチンプログラムの項目 https://beta.health.gov.au/resources/publications/national-immunisation-program-schedule-landscape [最終アクセス 2019.1.4]

32) Jackson LA, Gurtman A, van Cleeff M, et al. Influence of initial vaccination with 13-valent pneumococcal conjugate vaccine or 23-valent pneumococcal polysaccharide vaccine on anti-pneumococcal responses following subsequent pneumococcal vaccination in adults 50 years and older. Vaccine. 2013; 31: 3594-602.

33) Jackson LA, Gurtman A, Rice K, et al. Immunogenicity and safety of a 13-valent pneumococcal conjugate vaccine in adults 70 years of age and older previously vaccinated with 23-valent pneumococcal polysaccharide vaccine. Vaccine. 2013; 31: 3585-93.

34) Greenberg RN, Gurtman A, Frenck RW, et al. Sequential administration of 13-valent pneumococcal conjugate vaccine and 23-valent pneumococcal polysaccharide vaccine in pneumococcal vaccine-naive adults 60-64 years of age. Vaccine. 2014; 32: 2364-74.

35) Grohskopf LA, Sokolow LZ, Broder KR, et al. Prevention and control of seasonal influenza with vaccines: recommendations of the advisory committee on immunization practices-United States, 2018-19 influenza season. MMWR Recomm Rep. 2018; 67: 1-20.

36) Demicheli V, Jefferson T, Ferroni E, et al. Vaccines for preventing influenza in healthy adults. Cochrane Database Syst Rev. 2018; 2: CD001269.

37) Demicheli V, Jefferson T, Di Pietrantonj C, et al. Vaccines for preventing influenza in the elderly. Cochrane Database Syst Rev. 2018; 2: CD004876.

38) Nichol KL, Lind A, Margolis KL, et al. The effectiveness of vaccination against influenza in healthy, working adults. N Engl J Med. 1995; 333: 889-93.

39) Grohskopf LA, Sokolow LZ, Broder KR, et al. Prevention and control of seasonal influenza with vaccines. MMWR Recomm Rep. 2016; 65: 1-54.

40) Laubli H, Balmelli C, Kaufmann L, et al. Influenza vaccination of cancer patients during PD-1 blockade induces serological protection but may raise the risk for immune-related adverse events. J Immunother Cancer. 2018; 6: 40.

41) Wijn DH, Groeneveld GH, Vollaard AM, et al. Influenza vaccination in patients with lung cancer receiving anti-programmed death receptor 1 immunotherapy does not induce immune-related adverse events. Eur J Cancer. 2018; 104: 182-7.

42) Redelman-Sidi G, Michielin O, Cervera C, et al. ESCMID Study Group for Infections in Compromised Hosts (ESGICH) Consensus Document on the safety of targeted and biological therapies: an infectious diseases perspective (Immune checkpoint inhibitors, cell adhesion inhibitors, sphingosine-1-phosphate receptor modulators and proteasome inhibitors). Clin Microbiol Infect. 2018; 24 Suppl 2: S95-S107.

索　引

■ 数字

13 価肺炎球菌結合型ワクチン	186
23 価肺炎球菌莢膜ポリサッカライドワクチン	185

■ あ行

医療・介護関連肺炎	1
院内肺炎	1
インフルエンザ	69
インフルエンザ桿菌	65, 104, 135
インフルエンザワクチン	199
黄色ブドウ球菌	66, 109, 141
オウム病	81
悪寒戦慄	118

■ か行

喀痰検査	96
喀痰のグラム染色	96
急性気管支炎	3, 4
胸腔ドレナージ	151
胸部 CT	27
胸部単純 CT	5
胸部単純 X 線写真	5, 18, 26
禁煙	185
空気予防策	40
クラミジア	65
クラミジア肺炎	79
グラム染色	97, 100
経験的治療	121
経口抗菌薬	169
血液培養	96, 115

結核菌	111
血清型置換	191
血痰	43
口腔ケア	185
抗酸菌	111
誤嚥性肺炎	155

■ さ行

市中肺炎	1, 48
重症度判定	48
集団免疫	190
人工呼吸器関連肺炎	1
侵襲性肺炎球菌感染症	188

■ た・な行

腸内細菌科細菌	107, 138
膿胸	148
ノカルジア	113

■ は行

肺炎球菌	65, 71, 103, 123, 134
肺炎球菌尿中抗原検査	86
肺炎球菌ワクチン	185
肺炎随伴性胸水	148
肺結核	35, 40, 43
非定型肺炎	75, 78
標的治療	121, 125
副雑音	8
副腎皮質ステロイド	145
フルオロキノロン系抗菌薬	152
プロカルシトニン	172
ペニシリン G	134

■ ま行

マイコプラズマ	65
マイコプラズマ肺炎	78
マクロライド	142
免疫チェックポイント阻害薬	202
モラキセラ	65, 105

■ ら行

緑膿菌	66, 88, 108, 140
レジオネラ尿中抗原検査	83, 87
レジオネラ肺炎	82
レスピラトリーキノロン	125

■ 欧文

A-DROP	53
Chlamydia psittaci	68

coarse crackles	8
crackles	10
CT	20
CURB-65	50, 60
de-escalation	64
fine crackles	8
Geckler の分類	101
herd immunity	190
Legionella pneumophila	67, 71
Miller & Jones の分類	100
Moraxella catarrhalis	137
PCV13	186
Pneumonia Severity Index	50
PPSV23	185
rhonchi	8
wheezes	8, 10

著者略歴

黒田浩一（くろだ　ひろかず）
神戸市立医療センター中央市民病院感染症科

2009 年　名古屋大学医学部卒業
　　　　　同年より愛知県厚生連安城更生病院で初期研修
2011 年　愛知県厚生連安城更生病院で呼吸器内科後期研修
2014 年　愛知県厚生連安城更生病院で呼吸器内科スタッフ
2016 年　亀田総合病院感染症科フェロー
2019 年 4 月より現職

日本内科学会総合内科専門医，日本呼吸器学会呼吸器専門医，
ICD 制度協議会認定 ICD（インフェクションコントロールドクター），
日本感染症学会感染症専門医．
興味のある分野は，感染症，呼吸器疾患，集中治療，研修医教育など．

亀田流　市中肺炎診療レクチャー
―感染症医と呼吸器内科医の視点から　　　　　　　　　ⓒ

発　行	2019 年 7 月 5 日　1 版 1 刷	
	2020 年 4 月 10 日　1 版 2 刷	
著　者	黒　田　浩　一	
発行者	株式会社　中外医学社	
	代表取締役　青　木　　滋	
	〒 162-0805　東京都新宿区矢来町 62	
	電　話　　（03）3268-2701（代）	
	振替口座　　00190-1-98814 番	

印刷・製本／横山印刷㈱　　　　　　　　　〈SK・YS〉
ISBN978-4-498-13042-5　　　　　　Printed in Japan

JCOPY　＜（社）出版者著作権管理機構　委託出版物＞

本書の無断複製は著作権法上での例外を除き禁じられています．
複製される場合は，そのつど事前に，（社）出版者著作権管理機構
（電話 03-5244-5088，FAX 03-5244-5089，e-mail: info@jcopy.
or.jp）の許諾を得てください．